中医疫病源流与防治策略

主　编

张文风　魏　岩　马　丹

中国中医药出版社
·北　京·

图书在版编目（CIP）数据

中医疫病源流与防治策略 / 张文风，魏岩，马丹主编 . — 北京：中国中医药出版社，2024.9

ISBN 978 – 7 – 5132 – 8662 – 6

Ⅰ . ①中… Ⅱ . ①张… ②魏… ③马… Ⅲ . ①瘟疫 – 中医治疗法 Ⅳ . ① R254.3

中国国家版本馆 CIP 数据核字（2024）第 053220 号

中国中医药出版社出版

北京经济技术开发区科创十三街 31 号院二区 8 号楼

邮政编码　100176

传真　010–64405721

北京盛通印刷股份有限公司印刷

各地新华书店经销

开本 710×1000　1/16　印张 9.75　字数 162 千字

2024 年 9 月第 1 版　2024 年 9 月第 1 次印刷

书号　ISBN 978 – 7 – 5132 – 8662 – 6

定价　55.00 元

网址　www.cptcm.com

服务热线　010–64405510

购书热线　010–89535836

维权打假　010–64405753

微信服务号　zgzyycbs

微商城网址　https://kdt.im/LIdUGr

官方微博　http://e.weibo.com/cptcm

天猫旗舰店网址　https://zgzyycbs.tmall.com

如有印装质量问题请与本社出版部联系（010–64405510）

《中医疫病源流与防治策略》
编委会

主　编　张文风　魏　岩　马　丹

副主编　苏　鑫　杨　焱　于　海　沈娟娟

编　委　（以姓氏笔画为序）

马　源　马金玲　王　杨　刘禹辛　刘新宇
李　浩　李玉国　李岩珂　宋佰玉　宋金泽
张　燕　张白雪　张林瑞　张崇恒　罗绍东
研　智　姜立娟　姜梦雨　袁鑫野　郭　伟
曹　方　崔　渺　崔　巍　程　婕

编写说明

纵观世界医学发展史，疫病层出不穷，历史上严重的如黑死病、天花、麻疹、疟疾等，给人类的健康乃至生存造成了巨大威胁，人类的生存发展史如同一部抗疫的血泪史。从甲骨文开始，中华文明自有文字记载以来，大规模的传染性疾病就有300多次。21世纪以来，突发公共卫生事件更是不断发生，各种急性传染病肆虐，如传染性非典型肺炎、埃博拉病毒感染疾病、甲型H1N1流感等。这些传染病的暴发和蔓延，给人类社会的经济发展、人们的身心健康带来了巨大挑战。从春秋战国到秦汉，从隋唐到宋元明清，再到现在的多种急性传染病，几千年来在抗击疫病的战场上，中医药从未缺席，一代代中医人敢于担当，勤于实践，积累了丰富的疫病防治经验，形成了一整套系统且独特的理论和实践体系，并深刻影响着现代传染病防治。

疫病即传染病。中医防治传染病的历史悠久，历代医家对传染病的认识与防治有着丰富且详尽的记述，并形成了完整的体系，为我们留下了浩瀚的古医籍。在我国最早的医学典籍《黄帝内经》中即有关于疫病的论述，《素问·刺法论》说："五疫之至，皆相染易，无问大小，病状相似。""正气存内，邪不可干，避其毒气。"汉代张仲景撰写《伤寒杂病论》治疗寒疫，晋代葛洪所撰《肘后备急方》在世界医学史上第一次提出以狂犬脑治狂犬病的免疫疗法。明代医家吴又可编著了我国医学发展史上第一部温疫病专著《温疫论》，其所创立的达原饮被现代人用来应对一种全新的传染病——传染性非典型肺炎。清代医家叶天士的《温热论》、薛生白的《湿热条辨》、吴鞠通的《温病条辨》等诸多温病学著作中的“温热病”“湿热病”等，都包含了多种急性传染病。此外，历代医家对疟疾、麻疹、白喉、水痘等急性传染病及其辨证治疗都有明确记载。这些理论和诊疗方法对于今天治疗各种急性传染病都有重要的指导价值。

在当今急性传染病频发的历史背景下，充分挖掘和梳理中医疫病源流与防治策略，对现代传染病的防治有可借鉴之处。本书在国家社会科学基金国家应急管理体系建设研究专项的支持下，全面系统地梳理从先秦至民国的中医疫病源流，总结整理了中医疫病的防治策略、方法，旨在为现代疫病防治提供思路。

本书的价值不仅仅是对中医疫病防治方法、手段的整理，使其在现代传染病防治中发挥重要作用，从而对保护人民群众身体健康和生命安全进行指导，更是对中医药“传承精华，守正创新”的深刻认知和践行。

由于水平所限，书中难免存在疏漏和不足，衷心希望读者提出宝贵意见，以便再版时修订提高。

《中医疫病源流与防治策略》编委会

2024 年 8 月

目录

上篇 疫病源流篇

第一章 疫病的概述 3

第一节 疫病的基本概念 4

一、疫病的概念 4

二、疫病的特点 4

第二节 疫病的种类 7

一、根据病邪性质分类 7

二、根据临床特征分类 8

第三节 疫病与外感热病的关系 9

一、疫病与伤寒 9

二、疫病与温病 9

第二章 疫病的源流 11

第一节 先秦两汉时期——疫病理论的肇始 12

一、早期非医药文献对疫病的记载 12

二、医药典籍中疫病理论的肇始 13

第二节 晋唐时期——疫病理论的发展 17

一、《肘后备急方》对疫病的认识与发展 17

二、《诸病源候论》对疫病的认识与发展 18

三、《备急千金要方》《千金翼方》对疫病的认识与发展 19

四、《外台秘要》对疫病的认识与发展 20

第三节 宋元时期——疫病理论的提升 20

一、庞安时对疫病的认识 21

二、郭雍对疫病的认识 21

三、刘完素对疫病的认识 22

四、张从正对疫病的认识 22

五、李杲对疫病的认识 23

六、朱震亨对疫病的认识 23

七、王履对疫病的认识 24

第四节 明代——疫病理论的形成 24

一、张凤逵论暑病 25

二、吴又可的"戾气说" 26

第五节 清代——疫病理论的完善 29

一、戴天章以"五辨"论治温疫 29

二、萧霆使"痧疹愈驳愈明" 32

三、林之翰集温疫学派诸家之言 35

四、周扬俊辨温、热、暑、疫 35

五、杨栗山论伤寒温疫之别 36

六、刘松锋首创“三疫说” 40
七、叶天士首创温病“卫气营血辨证” 43
八、薛雪开湿热病先河 44
九、集各家所长的熊立品 46
十、余师愚论疫病发斑疹 48
十一、吴鞠通确立“三焦辨证”体系 50
十二、王士雄对温病学的汇编集注 53
十三、李炳论“灾后大疫” 55
十四、雷少逸论四时之病 60

第六节　近现代——疫病理论的发扬 62
一、近代疫病理论的汇通 62
二、现代疫病理论的发扬 64

下篇　疫病防治策略篇

第三章　疫病发病学 69

第一节　中医疫病发病与地域因素 70
一、先秦至晋唐时期疫病地域分布 70
二、宋金元时期疫病地域分布 71
三、明清时期疫病地域分布 72

第二节　中医疫病发病与气候因素 74
一、先秦两汉时期 75
二、两晋南北朝时期 76
三、隋唐时期 77
四、宋金元时期 78
五、明清时期 79

第三节　中医疫病发病与运气理论　81
一、运气学与疫病发病学研究　81
二、运气学与疫病医家的学术及治方思想研究　82
三、运气学理论指导下的运气制方研究　85

第四章　中医疫病的古代防治策略及措施　87

第一节　中医疫病的古代防治策略　88
一、先秦两汉时期　88
二、两晋隋唐时期　89
三、宋金元时期　90
四、明清时期　90

第二节　中医疫病防治的措施　91
一、中医疫病防治的饮食调理　91
二、中医疫病防治的外治法　107
三、中医疫病防治的方药应用　117

主要参考书目　142

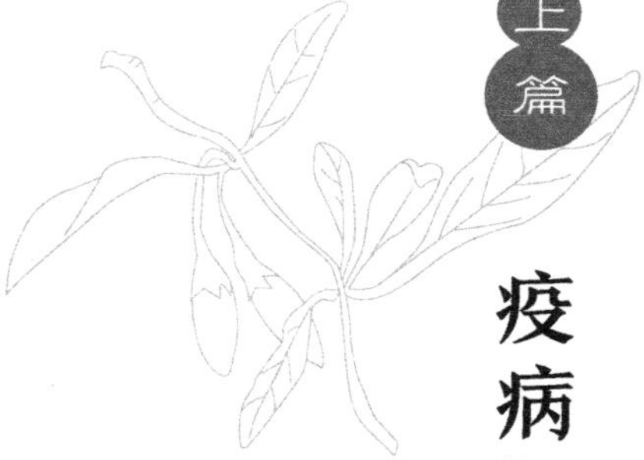

上篇

疫病源流篇

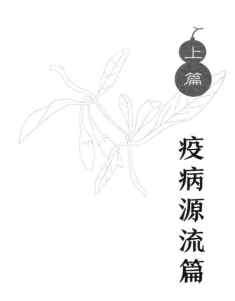

第一章
疫病的概述

疫病是一种严重威胁人类生命健康的疾病，在人类发展的历史长河中，人类无时不在与疫病进行着顽强斗争。中医药对疫病的认识可追溯至殷商时期，中医药是我国人民与疫病斗争的中坚力量。中医学在几千年的疾病防治过程中积累了丰富的防治经验，创立了独具特色和优势的中医疫病理论体系和诊疗方法。

中医药在疫病的治疗中，能够让患者在短时间内得到有效救治，在疫病诊治过程中发挥了重要作用。实践证明，中医药在当今的传染病防治工作中仍然发挥着重要作用。中医药在疾病预防、治疗、康复等方面体现出了独特优势，其整体观和辨证施治的理念为人们提供了全方位的健康保障，成为推进健康中国建设、护佑人民健康的重要力量。近几年，一些疫病已经得到有效控制，但是疫病并未绝迹，一些未被认知的新病种悄然来袭。在这种新问题、新形势下，如何深入挖掘中华民族的优秀医药学遗产，创造出中医药治疗疫病的独特思路和体系，是中医学承担的新任务和历史使命。在对传染病给人类造成的危害需重新认识和估量的今天，发掘中医疫病学更觉弥足珍贵，进一步将其发扬光大，将是中医学对全人类的重要贡献。

第一节 疫病的基本概念

一、疫病的概念

疫病是由疫疠病邪引起的具有强烈传染性和广泛流行性的一类急性发热性疾病的总称。疫病的病因为疫疠病邪，具有强烈的传染性。古代文献中疫病又称"瘟疫""疫疠""天行""时气"等，相当于西医学的急性传染病。有关疫病最早的文字记载可追溯至殷商时期的甲骨文，周代的典籍中就已出现了"疫"这一名词，当时人们已经认识到气候的反常可以导致疫病的发生。医学专著对疫病的论述最早见于《黄帝内经》。《黄帝内经》提出了"五疫"的名称及分类，明确指出疫病具有相互传染的特性。到明代吴又可著《温疫论》后，"瘟疫"成为中医学对疫病的统称。清代有了更为具体的疫病病名描述，如霍乱、疟疾、烂喉痧等，此时对疫病的认识已接近现代传染病。

二、疫病的特点

（一）疫病的特异性

疫病由于致病因素为"疫疠病邪"，所以病证特点不同于风寒类外感疾病，亦有别于内伤杂病。隋代著名医家巢元方认为："此病皆因岁时不和，温凉失节，人感乖戾之气而生病。则病气转相染易，乃至灭门，延及外人。"吴又可在《温疫论》中指出："夫温疫之为病……乃天地间别有一种异气所感。"说明疫病的致病因素有别于风、寒、暑、湿、燥、火传统六淫之邪。一切不正常的气候或非其时有其气，都是导致疫病之因。疫病病因还有疠气、疫气、戾气、杂气之名，突出了疫病致病因素的特定性。

古代医学典籍中已经有疹、痘、发热和咳等呼吸道传染病，痢、霍乱、痧证等消化道传染病，以及疣、疱疹、红斑等皮肤传染病的记载，其因吸入时行之气、饮食不洁、接触虫和疠风等所致，更明显有别于一般疾病的致病因素。

（二）疫病的传染性

疫疠病邪可以通过各种途径在人群中传播，造成传染。关于疫病的传染性，早在《黄帝内经》中已有记载，《素问·刺法论》云："五疫之至，皆相染易。"指出疫病可在人群中相互传染。《诸病源候论·伤寒病诸候》云："人感乖戾之气生病者，此则多相染易。"疫病传染途径包括空气传播和身体接触传播。《肘后备急方》云："凡所以得霍乱者，多起于饮食。"指出饮食传播途径。吴又可指出："诸窍乃人身之户牖也，邪自窍而入。"病原体在其适应的外界环境条件下，按照一定的途径，如呼吸道（飞沫）、消化道（食物）、皮肤或黏膜接触（昆虫、被污染的水或土壤）等进行传染。

《温疫论》云："温病四时皆有，长年不断，但有多寡轻重。"古代医家已经认识到疫病的传染性有强弱之分，各种疫病传染性的强弱和传染期的长短不一，这取决于疫疠病邪的性质和毒力强弱，也取决于人体正气的状态。素体正气不足、阴阳气血失和、年迈气衰及小儿稚阴稚阳之体都容易受到疫疠病邪的侵犯。

（三）疫病的流行性

疫病在人群中连续传播，引起程度不等的蔓延、播散，即是疫病的流行。古代医籍中所记的"天行""时行"，就包含了"流行"的意思，疫病流行性包括大流行、小流行和散发等不同程度。吴又可指出疫病流行有盛行、衰少、不行的区别，盛行者"最能传染"，衰少者"闾里所患者不过几人"，不行者"微疫转有，众人皆以感冒为名，实不知其为疫也"。

现代根据疫病流行的强度和广度，把流行分为散发、暴发、流行、大流行四个类型。散发指人群中散在发生疫情，发病率是该地区近几年发病率的一般水平。暴发指在短时间内某一地区某种疫病突然出现多数病例。流行指某一地区某种疫病的发生率显著超过该病往年的发生率。大流行指某一时间内某种疫病迅速传播，流行范围可超越国界。

（四）疫病的季节性

疫病的发生与特定的季节气候条件有关，称为疫病的季节性。大多数疫病的发生和传播流行都有明显的季节性，古人有“时行疫气”之说。疫病的季节性，取决于两方面因素：一是四时气候的异常变化，是传播疫疠病邪的重要条件，从而导致季节性的疫病。如春季温暖多风，风属阳邪，其性趋上，易化火，兼夹寒邪，故疫疠病邪多有风热或兼寒之性，从上从表入侵人体形成呼吸系统疫病。呼吸系统疫病初起多有肺卫表证，或寒邪束缚于肌肤，其征象见发热伴恶寒、头痛、无汗或少汗、咳嗽等，以肺卫气分为病变重心，按中医学辨证求因的方法，并结合季节，可知是风热或风热兼寒性的疫疠病邪侵犯。二是“非其时有其气”对人体正气的影响。人体对季节更替、自然阴阳的转化具有调控性，如果出现反常气候，会逐渐导致人体对外界不良因素的防御能力减退而得病。如冬春季节，天气应寒反暖或应暖反寒，肺气的卫外功能和皮毛的开阖功能就会降低，疫疠病邪就容易从呼吸道而入，从而导致呼吸系统疫病的发生。

（五）疫病的地域性

疫病的地域性指某一地域某些疫病容易发生和传播。我国疆域辽阔，《素问·异法方宜论》中记载了东南西北中五方不同地域，因不同地域的地势高低、气候特点、水质物产，以及人们生活方式、饮食习惯各不相同，且地壳元素分布不同，各种综合因素会影响人们的生理特点，使不同地域的人们体质不同，对疾病包括疫病的易感性也不同。叶天士指出：“吾吴湿邪害人最广。”说明湿热性质的疾病多发生于海拔低、湿度大的东南沿海地区。

随着全球化进程的不断加速，疫病的地域性特点又有了新的变化，这是我们当前面临的严峻挑战。不同的病原体（疫疠病邪）本有各自的地域性，但由于人类活动破坏了自然屏障，加之现代交通发达，使很多疫病“易地而居”，所以其地域性的特点不再明显，甚至造成了全球性的影响。我国古代的疫病，可以导致一个村庄或一个城镇受到影响，却少有波及几个州府，甚至影响全国；2003 年的传染性非典型肺炎短短数月间在数十个国家蔓延。这些都说明，某些疫病的地域性特点正随着社会发展而逐渐消失，对疫病的防治工作更加不能放松。

第二节　疫病的种类

从我国现有史料看，从古至今，我国已发生大疫数百次，历代医家在与疫病的斗争中，根据临床经验，对疫病的病因病机、证候表现特点、传变规律及预后都进行了深入阐释。由于这些多是发热性疾病，而发热性疾病开始多归属于伤寒，所以在《伤寒论》及其之后的较长一段时间，伤寒包括了大部分疫病在内。随着中医外感热病学的发展，医家们对疫病的认识逐渐加深，观察也更加细致，并注意到不同疫病之间的联系与区别，逐渐对疫病进行了分类。

一、根据病邪性质分类

病证性质及属性取决于所受感受病邪的性质。疫疠病邪是导致疫病发生的外在致病因素，具有寒、热、燥、湿属性，不同疫疠病邪会导致不同的疫病发生。根据病邪性质，疫病可分为温热疫、湿热疫、暑燥疫、寒湿疫和杂疫等。

（一）温热疫

温热疫疠病邪侵犯肺卫，或发于人体气分、营血分的疫病为温热疫。其热象显著，容易化燥伤阴。这类疫病发病急，传变较快，病程一般不长，初期多见邪犯肺卫的表证，或者是里热亢盛的表现。如热邪进一步传变，还可有热入营血、热闭心包、热盛动风等里热炽盛的表现，后期可见气阴两伤、肝肾真阴亏虚、阴阳离决的危重表现。温热类疫病包括风温、春温、暑温、大头瘟等。

（二）湿热疫

湿热性质的疫疠病邪侵袭人体，发生的疫病称为湿热疫。病邪先从口鼻而入，停留于膜原，可见憎寒壮热，继而但热不寒，苔白如积粉，舌质红绛等症状。膜原位居人体半表半里，邪气久留，可见表证、里证，或表里同病。吴又可的《温疫论》中所论疫病，为湿热疫的代表。

（三）暑燥疫

暑热火毒性质的疫疠病邪侵袭人体发生的疫病，称为暑燥疫。暑热之邪伤津耗气，扰动气机，侵犯人体后，可迅速出现邪热充斥表里、上下、内外之征象，症见身体壮热，头痛如劈，两目昏瞀，或狂躁谵妄，口大渴，骨节烦疼，或吐血衄血，发斑，舌红绛，苔焦等。热毒深伏，可出现淫热内攻脏腑的危候。余师愚《疫疹一得》所论疫病，为暑燥疫的代表。

（四）寒湿疫

寒湿疫疠病邪互攘侵袭人体，发为寒湿疫。寒湿之邪的性质虽为阴邪，但病邪日久也可入里化热，病情进一步传变，邪气性质由阴寒性质变为阳热性质。吴鞠通说："寒湿者，湿与寒水之气相搏也……湿久生热，热必伤阴。"与湿热证、暑湿证进行鉴别，寒湿疫包括伤卫表之阳的恶寒、口不渴、面黄，伤太阴之阳的腹痛吐利，伤少阴之阳的泄泻胸痞、身冷脉细等症状特点。吴鞠通、薛雪所论的寒湿之邪致病，若具有较强的传染性和流行性，亦属疫病。

（五）杂疫

以寒、热、燥、湿之性难统之疫，即为杂疫。刘奎说："其症则千奇百怪，其病则寒热皆有……众人所患皆同者，皆有疠气以行乎其间。"又说："其病有寒者，有热者，有上寒而下热者，有上热而下寒者，有表寒而里热者，有表热而里寒者。"刘奎在《松峰说疫》中列举了72种杂疫，症状各有特点，但仔细分析，大部分火毒特性明显，仍属于暑燥疫，或湿热疫。综上所述，疫病以温性者占绝大部分。

二、根据临床特征分类

根据疫病的临床特征分类是最直观的分类方式。如大头瘟，最早在刘完素的《素问病机气宜保命集》中称为"大头病"，金代李东垣称之为"大头天行"，明代李梃之后称为"大头瘟"。此病以大头为名，主要因为有头面部肿大的临床特征。烂喉痧也是以咽喉溃烂肿痛、肌肤外发丹痧的临床表现而命名的。疫病根据按临床特征命名，也反映了该种疫病具有专入某经络、某脏腑之特性。

第三节　疫病与外感热病的关系

一、疫病与伤寒

《黄帝内经》认为一切外感发热性疾病都属于广义伤寒的范畴。《难经》把伤寒分为五类，即中风、伤寒、湿温、热病、温病。《伤寒论》记载的伤寒包含了疫病。自晋代开始医家认为疫病与伤寒存在区别，疫病具有传染性。到了隋代，巢元方进一步区别了伤寒和疫病，认为自触冒寒毒之气生病，不染着他人者为伤寒；感乖戾之气而生病者，多相染易者为疫病。宋金元时期，温病学说得到发展，这时期的医家将温病与伤寒的关系进行了重新定义，认为疫病是一种独立的疾病。温病学派强调，温病不能混称伤寒，将外感热病中发病急、传变快、病情重、多带有强烈传染性和流行性的归入温病。明清时期出现了以吴又可为代表的温疫学派，他们不断深化对疫病的认识，并创立了各自学说，把寒与温疫从病因、发病、传变、证候、治法等方面截然分开。特别是吴又可提出，“伤寒不传染于人，时疫能传染于人”，自此伤寒病与疫病界限分明，彻底改变了伤寒病包括一切外感热病的局面。

二、疫病与温病

疫指疾病的流行而言，瘟与疫同义，指急性传染病。古代文献中的瘟疫与疫含义是一样的，都是具有强烈传染性和流行性的疾病。瘟疫有寒温之别，其中温热和湿热性质属于温疫，寒凉、寒湿性质属于寒疫。疫病以温热性质为多，即便是寒疫，也大多在寒邪化热后转为温疫。

以吴又可为代表的医家们认为，热病既可称为温病也可称为疫病，大多是发病急、传染性强的疾病。但从今天的眼光看，温病还不能完全与疫病等同，因为温病中尚有许多不具备疫病流行特点的病种，疫病中还有少数不属于温病者，如寒疫等。到了清代，医家陆九芝把温病和温疫按传染与否加以区分。

疫病与温疫的区别主要在于流行性的大小，温病大多具有传染性和流行性，而来势猛、病情重、传染性强的温病则可称为温疫。温疫（或瘟疫）是温病中具有强烈传染性和流行性者，即温病包括温疫，但温病不等于温疫。

第二章
疫病的源流

在人类文明发展的历史进程中，疫病作为一种发病急、传染性强、致死率高的疾病，始终伴随着人类。每次疫病的流行，不仅使人们饱受病痛的折磨，也给全社会带来了恐慌和混乱，甚至是绝望，严重影响了国家政局的稳定和社会秩序的正常运行，阻碍了经济的发展。欧洲中世纪的黑死病、麻风病等使人们笼罩在死亡的恐怖氛围中，仅黑死病一项，从1347～1353年的6年间就夺去了欧洲约2500万人的生命，死亡率高达30%左右。相比之下，中医防疫历史悠久，疫病的最早预防可以追溯至商代，历代医家在与疫病斗争的过程中，积累了丰富而宝贵的经验，并形成了完整的中医疫病理论体系。认识和把握中医疫病思想源流及其发展历程，可鉴古知今，对于中医药防治疫病有着重要的现实意义。

第一节　先秦两汉时期——疫病理论的肇始

一、早期非医药文献对疫病的记载

（一）甲骨文中有关疫病的记载

我国殷墟出土的甲骨是迄今发现最早的古代文献，其中包含了对于疫病的最早记载。如“贞有疾年，死”“甲子卜，壳贞：疒役，不延”“丙子卜，蛊贞：御役”，其中，“役”通“疫”，表明人与人相传发病。再如“贞有疾年其殟”，“殟”意为殟病欲死，可见早在3000多年前的殷商时期，人们就已经认识到在某一年有大规模传染性疾病流行，导致人死亡。同时，人们在疫病发生时开始采取一定的防御措施，如“御众，于祖丁牛，妣癸卢豕”。御也，意为御息病灾。“御众”，即疫疠乍起，为众人御祭以弭息疫情蔓延。“己巳卜，王，于囯辟门燎”，由卜举行熏燎室内、房屋外围的活动，以减缓疫情的蔓延。这种通过熏燎防控疫病的方式，对后世有着重要影响，并广为使用，明代李时珍《本草纲目》云：“天行瘟疫，取初病患衣服，于甑上蒸过，则一家不染。”

（二）先秦时期文化典籍中有关疫病的记载

自周代始，《周礼》《左传》《山海经》等文化典籍中已有关于疫病的记载，其中公元前674年齐国所发生的霍乱是我国最早记载的疫病。此时明确了“疫”“疠”等名词，如《礼记》中多次提到疫病，“孟春行秋令，则民大疫”“季春行夏令，则民多疾疫”“仲夏行秋令，民殃于疫”“孟秋行夏令，民多疟疾”“果实早成，民殃于疫”等，《左传》中记载“天有灾疠”，《山海经》中载有“佩之可以已疠”“食之无疫疾”，《墨子》中记载“若天降寒热不节，雪霜雨露不时，五谷不熟，六畜不遂，疾蓄戾疫”等。从中也可以看出，先秦时期人们已经认识到，寒暑不节的气候异常易导致疫病的发生。

（三）两汉时期文化典籍中有关疫病的记载

西汉桓宽在《盐铁论》中说："若疫岁之巫，徒能鼓口耳，何散不足之能治乎？"文中的"疫岁"，即疫病流行之年。东汉王充在《论衡》中说："饥馑之岁，饿者满道，温气疫疠，千户灭门。"指出灾荒饥馑、营养不良、体质虚弱是导致疫病发生的因素，更强调疫疠之邪可造成大流行，致"千户灭门"的惨状。东汉许慎在《说文解字》中说："疫，民皆疾也。"充分表明了疾病发生的广泛性。东汉末年曹植在《说疫气》中同样解释了疫病发生的悲惨景象，并指出其发生的原因与气候异常相关。其云："建安二十二年，疠气流行，家家有僵尸之痛，室室有号泣之哀，或阖门而殪，或覆族而丧……此乃阴阳失位，寒暑错时，是故生疫。"

东汉王充提出"温气疫疠"说，将"疫"与"疠"二字连用，以描述传染性疾病。后世《肘后备急方》《备急千金要方》《外台秘要》等医籍均广泛使用"疫疠"一词，如《诸病源候论》设"疫疠病候"专篇。清代段玉裁注《说文解字》，将"疫"与"疠"视为同义词，"疫疠"即疫病，指具有流行性、传染性的一类疾病。此外，王充的"温气疫疠"说又从病因学的角度说明疫病的发生与温邪有关，可视为后世"温疫"一词之肇基。

二、医药典籍中疫病理论的肇始

先秦两汉时期中医学理论体系初步建立，其标志性著作《黄帝内经》《难经》《神农本草经》《伤寒杂病论》等为中医疫病理论的开端。

（一）《黄帝内经》中有关疫病的记载

现存最早记载疫病的中医经典著作当属《黄帝内经》。《黄帝内经》成书于战国至西汉时期，其包括《素问》《灵枢》两部分。书中蕴含了丰富而科学的医学理论、防治疾病的重要原则与方法，其以宏观的视角论述了天、地、人之间的相互联系，并且运用古代多学科的理论与方法讨论和分析了人体的生命规律，构建了中医学的理论体系。2000多年来，历代医学家正是在《黄帝内经》所创建的理论、确立的原则、应用的技术及其所采取的方法论的基础上，通过不断探索、实践与创新，使中医学术得到了持续发展。在中国医学发展历程中的众多医学流派，都是以《黄帝内经》为立说之根，故《黄帝内经》被后世尊为“医家之宗”。

首先，《黄帝内经》中多处提及疫病病名，包括疫、大疫、五疫、疠、温疠、疟等。如《素问·六元正纪大论》中载：“温厉大行，远近咸若。”“厉大至，民善暴死。”还指出疫病具有传染性强、流行性广、发病相似的证候特点，如《素问·刺法论》中载：“五疫之至，皆相染易，无问大小，病状相似。”

其次，《黄帝内经》阐述了疫病的病因病机为“冬伤于寒，春必病温”，即冬季感受风寒之邪，邪气伏藏于人体内，日久郁而化热，到春月感受风温之邪，新感引动伏邪，发为温病。

再次，《黄帝内经》还指出：“不相染者，正气存内，邪不可干，避其毒气，天牝从来，复得其往，气出于脑，即不邪干。”明代马莳注，“天牝”即指鼻，提出疫病由呼吸道侵入人体。且《黄帝内经》强调了人体正气对抵御疫毒的重要作用，以及合理避疫的重要性，为后世疫病防治奠定了理论基础。

最后，《黄帝内经》也为后世时气病理论的提出奠定了基础，《素问·六微旨大论》载：“帝曰：至而不至，未至而至如何？岐伯曰：应则顺，否则逆，逆则变生，变则病。”认为四时气候的异常变化，如春行夏令，夏行秋令，则易产生疾病，当这一疾病呈现出流行性时，即后世所指时气病。

此外，《黄帝内经》还记述了痢疾、霍乱等传染性疾病，如“岁少阳在泉，火淫所胜，则焰明郊野，寒热更至。民病注泄赤白，少腹痛，溺赤，甚则血便”。这里泄注赤白即赤白痢，并指出其病机在于火热之邪炽盛。再如：“清气在阴，浊气在阳，营气顺脉，卫气逆行，清浊相干……乱于肠胃，则为霍乱。”明确了霍乱的病机在于气机失调，清浊相干。

可见，《黄帝内经》从疫病的病名、病因、传播途径及证候表现等多方面为中医疫病学的建立奠定了理论基础。

（二）《难经》中有关疫病的记载

《难经》晚成于《黄帝内经》，书中虽未直言疫病，但其以“伤寒”为总称，对外感性热病进行了详细的分类。《难经·五十八难》指出：“伤寒有五，有中风、有伤寒、有湿温、有热病、有温病。”在这五种外感热病中，中风与伤寒属于伤寒病的范畴，湿温、热病、温病则属于后世温病的范畴，对中医学的发展和伤寒、温病学术流派的划分有着一定的推动作用，且伤寒、湿温、热病、温病出现大规模流行时，亦属于“疫病”范畴。

（三）《神农本草经》中有关疫病的记载

《神农本草经》是我国现存最早的药物学著作，载药三百六十五种，主要反映了秦汉以来医家的用药经验。书中明确提出主治“疫疾”“毒疫”等疾病的药物并不多见，寥寥可数，如其云：“木香……辟毒疫温鬼。”“徐长卿……主鬼物、百精、蛊毒，疫疾，邪恶气，温疟。”“楝实……主温疾伤寒。”“升麻……辟瘟疫瘴气邪气虫毒。”“恒山（旧作常山）……主伤寒，寒热，热发温疟，鬼毒，胸中痰结吐逆。”书中对于疫病的防治尚未见一病一药一方，而是依旧遵循《黄帝内经》中“正气存内，邪不可干”“不得虚，邪不能独伤人”的理念。

（四）《伤寒杂病论》中有关疫病的记载

东汉末年，政权更迭频繁，战乱连年，社会动荡，所谓“大兵之后，必有大疫”。加之气候极端异常，经历了由温转寒的剧烈降温。196—205 年，持续强降温，且异常潮湿。极端寒湿的天气加剧了疫情的频发。据统计，25—220 年的近两百年间，发生大疫 22 次，而从 151—219 年疫情尤甚，平均每 3 年暴发一次大规模的疫情，死亡枕藉。曹植在《说疫气》中曾言：“建安二十二年，疠气流行，家家有僵尸之痛，室室有号泣之哀，或阖门而殪，或覆族而丧。”由此可见疫情传播之速，危害之猛。东汉末年，著名医家张仲景有感于建安纪年以来 10 年间，家族两百多人因疫情死亡者占 2/3。于是，“勤求古训，博采众方”，撰著《伤寒杂病论》一书。书成后，因战乱频仍，原书散佚，经后世医家整理、编次，成为《伤寒论》《金匮要略》两部书而刊行于世。两书对疫病的病因、分类、治疗等均有较为详细的论述。

首先，《伤寒论》在《黄帝内经》“冬伤于寒，春必病温”的病因理论基础上，对“伏气”一词做出了具体解释。《伤寒论·平脉法》载：“师曰：伏气之病，以意候之，今月之内，欲有伏气。假令旧有伏气，当须脉之。”《伤寒论·伤寒例》

载："中而即病者，名曰伤寒；不即病者，寒毒藏于肌肤，至春变为温病，至夏变为暑病。暑病者，热极重于温也。是以辛苦之人，春夏多温热病者，皆由冬时触寒所致，非时行之气也。"指出冬季感寒即发病者，称为伤寒。寒毒邪气伏藏于体内，感而未发，郁而化热，至春、夏发病者，即是温病、暑病。

其次，指出疫病病因及发病特点。《伤寒论·伤寒例》载："凡时行者，春时应暖，而反大寒；夏时应热，而反大凉；秋时应凉，而反大热；冬时应寒，而反大温。此非其时而有其气，是以一岁之中，长幼之病，多相似者，此则时行之气也。"明确疫病为感受"时行之气"，其不同于春温、夏热、秋凉、冬寒的四时正气为病，是一类"非其时而有其气"的致病因素，具有传染性、流行性、感染病证相似的发病特点。此外，《金匮要略》中对阴阳毒一类病证的感邪、证候、治疗也有论述，如《金匮要略·百合狐惑阴阳毒病脉证治》载："阳毒之为病，面赤斑斑如锦纹，咽喉痛，唾脓血。五日可治，七日不可治，升麻鳖甲汤主之。""阴毒之为病，面目青，身痛如被杖，咽喉痛，五日可治，七日不可治，升麻鳖甲汤去雄黄、蜀椒主之。"后世李彣在《金匮要略广注》中指出："然阴阳毒，多因时疫所感者。"认为阴毒、阳毒是感受天地疫疠之气而成的时疫证。

再次，明确疫病寒温分类。《伤寒论》最早提出疫病有寒疫与温疫之别，为后世的疫病学分类提供了依据。其云："从春分以后，至秋分节前，天有暴寒者，皆为时行寒疫也……其病与温及暑病相似，但治有殊耳。"但伤寒病"若更感异气，变为他病者，当依后坏病证而治之……阳脉濡弱，阴脉弦紧者，更遇温气，变为温疫"。

最后，张仲景为后世留存大量经方，如白虎汤、麻杏石甘汤、承气汤、黄芩汤、竹叶石膏汤、白头翁汤等，均是治疫的经典名方，为后世防治疫病提供了重要的理论依据。

《黄帝内经》《难经》《神农本草经》《伤寒杂病论》虽然没有形成疫病的理论体系，但从疫病的病名、病因、临床表现，以及治疗用药都有所记述，可谓疫病理论的肇始。

第二节　晋唐时期——疫病理论的发展

两晋南北朝是中国历史上最为纷乱动荡的时期。朝代的更迭、战乱频仍，使大量民众颠沛流离，如310年（西晋永嘉四年），在经历“八王之乱”的洗礼后，又迎来了“五胡乱华”的高潮，据《宋书·五行志》载：“永嘉四年，五月……秦、雍二州饥荒，疫，至秋。”“永嘉六年……大疫。”再如，《隋书·北狄突厥传》载：“时虏饥甚，不能得食，于是粉骨为粮，又多灾疫，死者极众。”连年饥荒，使民众寒温失常、饥饱失宜，正气不足以致抵御疫病能力降低，加剧疫病的发生。此外，两晋至隋唐时期的气候也经历了寒温的剧烈变化，成为疫情发生的外在条件。两晋南北朝之后则出现了政权统一、社会相对稳定的隋唐时期。一方面，疫病的大肆流行，为医家深入认识和研究疫病提供了机会；另一方面，社会的稳定统一也为医家整理疫病理论与方药，以及著书立说提供了有力保证。因此，这一时期疫病理论与实践均有所发展，对疫病的理论认识更加丰富，在疫病防治的具体方法和方药上也不断增加，且更加具体化。

一、《肘后备急方》对疫病的认识与发展

葛洪，字稚川，自号抱朴子，丹阳郡句容（今江苏句容县）人，东晋著名医药学家，著有《肘后备急方》。葛洪不仅在疫病病因理论方面提出新见解，而且在防疫思想与方法方面也作出了重要贡献。

《肘后备急方》指出疫病病因不同，病名各异。如其云：“伤寒、时行、温疫三名，同一种耳，而源本小异。其冬月伤于寒，或疾行力作，汗出得风冷，至夏发，名为伤寒。冬月不甚寒，多暖气，及西风使人骨节缓堕受病，至春发，名为时行。其年岁中有疠气兼夹鬼毒相注，名为温病。如此诊候相似，又贵胜雅言，总名伤寒，世俗因号为时行。”葛洪将“毒邪”与疫病病因相联系，明确伤寒的致病邪气为冬季感于“寒毒”，温病的致病邪气为“疠气”兼夹“鬼毒”。并提出“毒厉之气”致病最为凶险且难治，“恶气，治之多愈……毒厉之气，忽逢触之其衰歇，故不能如自然恶气治之”。

《肘后备急方》重视疫病的预防与治疗，书中列举了数首防疫治疫方剂。如老君神明白散是最早出现的防疫治疫专方，效甚佳，“一家合药，则一里无病，此带行所遇，病气皆消”；再如“辟瘟疫药”“辟天行疫疠”用后可“有病即愈”。《肘后备急方》还十分重视以外治法防治疫病，如“赤散方”，便是将散纳鼻中或粉身以防治疫病；“太乙流金方”，则佩戴于胸前、悬挂门前、烧熏居所以防治疫病，类似方法不胜枚举，为后世外治法防治疫病提供了借鉴。

此外，《肘后备急方》中还记载了天花、霍乱、沙虱、鬼注等多种传染性疾病的病因、症状、感邪途径、预防及预后。

二、《诸病源候论》对疫病的认识与发展

隋代的统一，结束了南北朝的纷争，对医学的发展也作出了突出贡献。大业年间，太医博士巢元方奉敕主持编纂的《诸病源候论》，是我国现存最早的病因证候学专书。该书在病因理论方面有许多独到的见解，其中不乏对疫病理论的认识与发展。

书中首次将“时气病诸候”“疫疠病诸候”“温病诸候”等列为专篇进行论述。在“时气病诸候”中指出：“时行病者，是春时应暖而反寒，夏时应热而反冷，秋时应凉而反热，冬时应寒而反温，此非其时而有其气，是以一岁之中，病无长少，率相似者，此则时行之气也。从立春节后，其中无暴大寒，不冰雪，而人有壮热为病者，此则属春时阳气，发于冬时，伏寒变为温病也。从春分以后至秋分节前，天有暴寒者，皆为时行寒疫也。”虽沿袭《伤寒例》之说，但有所发展，认为时行病乃气候异常所致，极寒气候下可产生时行寒疫，而寒邪伏而化温为温病，详述了伏气温病与寒疫的发病时节。在温病诸候中也强调“冬温之毒，与伤寒大异”，书中还区别了时气病与狭义伤寒的不同，指出狭义伤寒不具有传染性，“人有自触冒寒毒之气生病者，此则不染着他人”，而时气则是“一气之至，无人不伤，长少虽殊，病皆相似者，多夹于毒”，大大地丰富了时气病的理论内容。

更难能可贵的是，在“时气令不相染易候”“温病令人不相染易候”“疫疠病候”中均明确指出，疫病的病因为“乖戾之气”，疫病发病则“病无长少，率皆相似”“转相染易，乃至灭门，延及外人”，具有传染性强、流行性广、病证相

似的发病特点，并提出应对的措施在于“预服药及为方法以防之”。《诸病源候论》所提出的“乖戾之气”，说对后世影响极大，更为后世吴又可创立戾气病因说奠定了基础。

此外，书中还提出疫病的发生与气候异常、地域差异密切相关。“节气不和，寒暑乖候”，可致疫病。南北地域不同，也导致疫病有寒热之别，其云：“夫岭南青草、黄芒瘴，犹如岭北伤寒也。南地暖，故太阴之时，草木不黄落，伏蛰不闭藏，杂毒因暖而生。”

可见，该书所述疫病的理论内容，远比前代医籍中广泛得多。

三、《备急千金要方》《千金翼方》对疫病的认识与发展

唐代对疫病的理论认识未超出前代，但收载了一定的防疫治疫方药。著名的医药学家孙思邈在《备急千金要方》中收载“辟疫气”“辟瘟疫气”等防疫治疫方药36首，在《千金翼方》的“杂方附”中收载防疫治疫方药6首。其中雄黄丸下记载汉建宁二年（169）发生大疫：“太岁在酉，疫气流行，死者极众。”将雄黄等18味药研成末，制备成蜜丸，“灵药沾唇，疾无不瘥”。再如：“断温疫转相染着，乃至灭门延及外人，无敢视者方：赤小豆、鬼箭羽、鬼臼、雄黄（各二两）……服如小豆一丸，可与病人同床无妨。”

在《备急千金要方》中载有以五脏分论疫病。如其云：“春三月者，主肝胆青筋牵病也。”“夏三月，主心小肠，赤脉攒病也。”“四季之月……主脾胃，黄肉随病也。”“秋三月者，主肺、大肠，白气狸病也。”“冬三月者，主肾膀胱，黑骨温病也。”这种划分形式被后世医家庞安时、陈无择等人继承并发展。此外，书中列“治肝腑脏温病阴阳毒”两方，“治心腑脏温病阴阳毒”一方，“治脾腑脏温病阴阳毒”一方，“治肺腑脏温病阴阳毒”一方，“治肾腑脏温病阴阳毒”一方，大多使用石膏、大青叶、黄芩、栀子等清热凉血解毒之品，甚则石膏用至八两，后世余师愚以大剂量石膏治疗疫病，应受此启发而来。

孙思邈还记载多种防疫治疫方法，如口服有丸剂、散剂、汤剂、酒剂、膏剂等，外治有佩戴、烟熏、粉身、身挂、纳鼻等。如内服辟疫气的屠苏酒，烧熏辟瘟疫的太乙流金散、虎头杀鬼丸、辟温杀鬼丸，外涂五心、额上、人中、耳门的雄黄散，纳米粉中用来粉身辟温病的粉身散等，为研究疫病防治提供了多元化的

思路与方法。

四、《外台秘要》对疫病的认识与发展

唐代王焘（670—755）被誉为“文献整理大师”，他引用历代医药著作，编著有论有方的《外台秘要》一书，其中“第三卷天行二十一门”中载方130首，“第四卷温病及黄疸二十门”中载方118首，共载防疫治疫方药248首。收载《小品方》中的葛根橘皮汤，其云：“冬温未即病，至春被积寒所折，不得发，至夏得热，其春寒解，冬温毒始发出，肌中斑烂瘾疹如锦文，壮热而咳，心闷，呕，但吐清汁，宜服此汤，大效。”载《古今录验方》中蒲黄汤，“疗伤寒温病天行疫毒”，载《集验方》中疗伤寒时气温疫方等。《外台秘要》不仅保存了大量已散佚的方书，更为后世疫病防治的方药研究提供了理论依据。

两晋至隋唐，虽未形成疫病的专书或理论体系，但中医学对疫病的认识不断深入，不仅在疫病的病因理论上有所发展，提出“乖戾之气”说，也更重视疫病的预防与治疗，《肘后备急方》《备急千金要方》《千金翼方》《外台秘要》等大量医药著作中都有载录疫病防治的方药和具体方法。

第三节　宋元时期——疫病理论的提升

疫病的发生往往与自然和社会等多方面因素密切相关。据统计，宋金元时期疫病频发，共计106次。北宋168年间发生大疫23次，平均7.3年一次，南宋疫情的发生远远高于北宋，且更加凶险，153年间发生大疫55次，平均2.78年一次。元代近百年的历史中，发生疫病28次，平均3.5年一次。尤其是靖康之难以后，战争使得百姓流离失所，民族的大迁移与人口的流动，加速了疫情的传播与流行。南宋与金及蒙古的交战、气候的剧烈变化、自然灾害的频繁发生，都成为疫病产生的关键因素。疫病的频发，促使医家在疫病理论研究方面提出新的创见，无论疫病的概念、病因、感邪途径、传变，还是疫病的防治都表现出蓬勃发展态势。此外，运气学说广泛应用于疫病研究，宋徽宗时期，运气学理论被置于《圣济总录》的开篇，分别叙述每一年运气的变化规律，推出运气所主的病

证，以便于疫病预测，这极大地促进了古代疫病学的发展。

一、庞安时对疫病的认识

宋代庞安时（1042—1099），字安常，自号蕲水道人，湖北蕲水人，著《伤寒总病论》一书，分述暑病、时行寒疫、天行温病等内容。书中将伤寒与温病区分开来，提出“温病若作伤寒行汗下必死，伤寒汗下尚或错谬，又况昧于温病乎？天下枉死者过半，信不虚矣”。强调温病与伤寒治法大异，开后世寒、温分治的先声。他将温病分为 4 种，一种是“冬时触冒寒毒”而致的一般温病；一种是“冬时伤非节之暖”，即人体感受“冬温之毒”，感而即发的天行温病；一种是“冬月温暖之时，人感乖候之气，未即发病，至春或被积寒所折，毒气不得泄”，而致“肌肉斑烂”的温毒；一种是感受四时“乖气”，而成的“腑脏阴阳温毒”，并较详细地论述了 4 种温病的发病特点、证候表现及治疗方药。书中还将寒毒、温毒、阴毒、阳毒等一切外感热病统称为“毒”，并指出其具有强烈的传染性，“大则流毒天下，次则一方次则一乡，次则偏着一家”。庞安时主张的以“毒”立论的观点，为后世采用解毒方法治疗外感热病奠定了基础。在治疗上，他以孙思邈的五脏论疫理论为基础，指出不同季节，所感“乖气”致病有所不同，用药亦不同，“春有青筋牵”，以柴胡地黄汤、石膏竹叶汤治疗；“夏有赤脉攒”，以石膏地黄汤治疗；“秋有白气狸”，以石膏杏仁汤、石膏葱白汤治疗；“冬有黑骨温”，以苦参石膏汤治疗；四季有黄肉随，以玄参寒水石汤治疗。庞安时还注意到气候、地域环境、个人体质与温病治疗之间的关系，强调西北与江淮之地的用药差别。其云：“桂枝汤自西北二方居人，四时行之，无不应验。自江淮间地偏暖处，唯冬及春可行之。自春末及夏至以前，桂枝、麻黄、青龙内宜黄芩也。自夏至以后，桂枝内又须随证增知母、大青、石膏、升麻辈取汗也。若时行寒疫及病患素虚寒者，正用古方，不在加减矣。”

二、郭雍对疫病的认识

宋代郭雍，字子和，生于 1106 年，卒于 1187 年，号白云，河南洛阳人，其著《伤寒补亡论》一书对温病与疫病已有较为深入的辨析。郭雍将温病概括为三种，在《伤寒补亡论》中提出：“医家论温病多误者，盖以温为别一种病，不思冬伤于寒，至春发者，谓之温病；冬不伤寒，而春自感风寒温气而病者，亦谓之温；及春有非节之气，中人为疫者，亦谓之温。三者之温，自不同也。”并强调温疫发病症状的相似性及传染性，其云：“春天行非节之气中人，长幼病状相似者，此则温气成疫也，故谓之瘟疫。”还对疫病的属性进行辨析，指出温疫并非均为冬伤于寒，疫病亦有寒温之别，其云：“若夫一乡一邦一家皆同息者，是则温之为疫者然也。非冬伤于寒自感自致之病也。盖以春时应暖而反寒，夏热反凉，秋凉反热，冬寒反暖，气候不正，盛强者感之必轻，衰弱者得之必重，故名温疫，亦曰天行时行也。设在冬寒之日，而一方一乡一家皆同此病者，亦时行之寒疫也。”

三、刘完素对疫病的认识

刘完素，字守真，号通玄处士，约生于1110年，卒于1200年，河北河间人，金元四大家之首，“寒凉派”创始人，其代表作有《宣明论方》《素问病机气宜保命集》《素问玄机原病式》《伤寒标本心法类萃》等。刘完素生活于宋金交战、疫病横行之时，且世人多沿袭宋代喜用温热药的习惯，而刘完素尊古而不泥古，以《素问·至真要大论》中“病机十九条”为理论依据，突破以往“今夫热病者，皆伤寒之类也”的认识，指出热病的治疗不止于热药解表，其云：“一切怫热郁结者，不必止以辛甘热药能开发也，如石膏、滑石、甘草、葱、豉之类寒药，皆能开发郁结，以其本热，故得寒则散也。”刘完素对于疫病的直接论述并不多，但其区分了伤寒与疫病的不同，并指出疫病具有传染性，治疗上不可同伤寒之法以热药解表之法，其云：“凡伤寒疫疠之病，何以别之，盖脉不浮者传染也。设若以热药解表，不唯不解，其病反甚而危殆矣。其治之法，自汗宜以苍术白虎汤，无汗宜滑石凉膈散，散热而愈；其不解者通其表里，微甚，随证治之，而与伤寒之法皆无异也。双解散、益元散，皆为神方。”其提倡的以寒凉药物治疗温病、疫病，创立凉膈散、双解散、防风通圣散等方剂，沿用至今，对后世疫病的治疗具有重要的指导意义。

四、张从正对疫病的认识

金代张从正，字子和，号戴人，生于1156年，卒于1228年，攻邪派代表人物，擅用汗、吐、下三法攻邪，其代表作《儒门事亲》。张子和认为无论伤寒还是疫病，都应注重社会、气候、地域、体质等因素的影响，遵循寒温辨治的要点，主张医者要随证变通，对后世因时、因地、因人制宜原则的确立，具有重要的指导意义。其云："凡解利、伤寒、时气疫疾，当先推天地寒暑之理，以人参之。南陲之地多热，宜辛凉之剂解之；朔方之地多寒，宜辛温之剂解之。午未之月多暑，宜辛凉解之；子丑之月多冻，宜辛温解之。少壮气实之人，宜辛凉解之，老耆气衰之人，宜辛温解之；病患因冒寒、食冷而得者，宜辛温解之；因役劳、冒暑而得者，宜辛凉解之；病患禀性怒急者，可辛凉解之；病患禀性缓和者，可辛温解之；病患两手脉浮大者，可辛凉解之；两手脉迟缓者，可辛温解之。如是之病，不可一概而用，偏热寒凉及与辛温，皆不知变通者。夫地有南北，时有寒暑，人有衰旺，脉有浮沉，剂有温凉，服有多少，不可差互。病人禁忌，不可不知。"

五、李杲对疫病的认识

金代李杲，字明之，生于1180年，卒于1251年，晚号东垣老人，河北真定（今河北省正定县）人，补土派的代表人物，注重脾胃内伤发热与外感发热的区别，强调"内伤脾胃，百病由生"，著《内外伤辨惑论》《脾胃论》。李杲生活于金元交战之时，正值疫病肆虐，其门人罗天益整理的《东垣试效方》中曾记载当时流行的"大头天行"及其证候表现，其云："泰和二年（1202），先师以进纳监济源税，时四月，民多疫疠，初憎寒体重。次得传头面肿盛，目不能开。上喘，咽喉不利。舌干口燥，俗云，大头天行，亲戚不相访问。如药之多不救。""大头天行"即"大头瘟"，患者多方求治，终未能治愈，于是李杲创制普济消毒饮：黄芩、黄连、人参、橘红、玄参、鼠粘子、马勃、白僵蚕、板蓝根、升麻、柴胡、桔梗、甘草，患者"服尽良愈"。此后，"所有病者，皆书方以贴之，全活甚众，时人皆曰：'此方天人所制'，遂刊于石，以传永久"。时至今日，普济消毒饮仍用于大头瘟等疫病的治疗。

六、朱震亨对疫病的认识

元代朱震亨，字彦修，生于1281年，卒于1358年，婺州义乌人，后世尊其为“丹溪先生”，滋阴派代表人物。在其所著《金匮钩玄》中提出疫病的治疗原则宜补、降、散，其云：“温病，众人病一般者是也，又谓之天行时疫。有三法：宜补、宜降、宜散。”自《黄帝内经》起，疫病的治疗医家多主张“不相染者，正气存内，邪不可干”，而温疫多为热毒之邪，且宋代《太平惠民和剂局方》盛行，医家多喜用香燥之品，易耗伤阴精，而朱震亨提倡在疫病治疗方面滋阴兼扶正气，解毒泻火以散邪气。朱震亨治疫的另一大特色就是以人中黄治疫毒，认为“人中黄大凉，治疫病须多年者佳”，为明清医家所沿用。

七、王履对疫病的认识

元代王履，字安道，约生于1332年，卒于1391年，号畸叟，又号抱独山人，江苏昆山人，著有《医经溯洄集》，指出伤寒与温病的感受邪气与发病特点不同，治疗方法亦不同，其云：“伤寒即发于天令寒冷之时，而寒邪在表，闭其腠理，故非辛甘温之剂，不足以散之……温病热病后发于天令暄热之时，怫热自内而达于外，郁其腠理，无寒在表，故非辛凉或苦寒或酸苦之剂，不足以解之。”伤寒为寒邪在表，郁闭腠理，邪气由表入里，故治疗应辛温发散；温病则是体内热郁，邪气由内至外，热壅腠理，故治疗应以辛凉、苦寒、酸苦的药物清解在内的热邪。王履将温病与伤寒明确区分开来，确立了“温病不得混称伤寒”，从而使温病从伤寒的体系中独立出来，为后世温病学的形成奠定了基础。吴鞠通在《温病条辨》中对其予以高度评价：“至王安道，始能脱却伤寒，辨证温病。”

宋金元时期，仍未形成疫病理论的专书，但无论是对于疫病概念的辨析、寒温属性的辨别、发病机制的确立，还是疫病的治则治法以及处方用药，都有着长足的进步，为疫病学理论体系的建立奠定了坚实的基础。

第四节　明代——疫病理论的形成

据记载，明代疫情肆虐，至中后期达到高峰，尤其如嘉靖二十一年至二十三年、万历十四年至十七年、崇祯十二年至十六年，连年疫灾，甚为严重。《明史·五行志》载：“明永乐六年，戊子年，正月，江西建昌、抚州、福建建宁、邵武，自去年至是月，疫死者七万八千四百余人。”《都公谭纂》载：“明弘治六年，癸丑年，吴中大疫，常熟尤甚，多阖门死。”《疫症集说》载：“明嘉靖十三年，甲午年，春，痘毒流行，死者十有八九。”《明史·五行志》载：“明万历十年，壬午年，四月，京师疫，霸州、文安、大城、保安，患大头瘟证，死者枕藉。”《万病回春》载：“明万历十四年，丙戌年，大梁瘟疫大作，甚至灭门。”《明史·五行志》载：“明崇祯十六年，癸未年，二月至九月，京师大疫，传染甚剧，自二月至九月止。”因此，明代在疫病学理论和临床实践中不断积淀并走向成熟，不仅在综合性的医著中开始注重对疫病病因、病机、辨治等内容的论述，还产生了我国第一部疫病学专著《温疫论》。明末医家吴又可所著《温疫论》创“戾气学说”，对温疫的病因、发病机制、辨证治疗等提出独特见解，标志着疫病学理论的形成。后世医家戴天章、杨栗山、余师愚等，均以吴又可《温疫论》为基础，对疫病的病因、病机、诊法和辨治等方面进行补充，丰富和完善了中医疫病学理论。

一、张凤逵论暑病

张鹤腾，字元汉，号凤逵。生于明代嘉靖三十六年（1557），卒于明代崇祯八年（1635），享年 78 岁。张氏幼习儒学，进士出身，曾任户部陕西司郎中、云南副使等官职。其颇好医学，由于曾身患暑病，多方请医均未能得到很好的治疗，深受其苦，感慨于世人对外感性热病的辨析不清，尤其是许多医生以治伤寒之法来治暑病，为害甚广，于是潜心研究医书，参以个人心得，著《伤暑全书》上、下两卷。该书是我国第一部暑病专著，也开创了温病专书之始。全书两万余言，较全面地叙述了各种暑证的病因、发病、辨证、诊断、治法和方剂，并收前人暑证之论。其中亦有张氏的许多创见，如指出：“古之寒病多而暑病少，今之寒暑并重……伤寒者感于冬之严寒，温病者感于春之轻寒，若暑病则专感于夏之炎热，若冰炭霄泉之不相及，一水一火，各操其令。治法一热剂，一凉剂，各中其窍，而概以为寒因，不几于执一遗二哉！”“暑气之毒甚于寒。”“冒暑蒸毒，从口鼻入。”“入肝则眩晕顽麻，入脾则昏睡不觉，入肺则喘咳痿，入肾则消渴，非专心主而别脏无传入也。”张凤逵所著《伤暑全书》对后世温热病的研究产生了重要影响，受到各家推崇，如周扬俊《温热暑疫全书》中多有运用其法，叶天士关于暑病的治法也遵张凤逵之论。《伤暑全书》充实了外感热病的内容，丰富了暑病的辨证论治，更推动了温热病学术的发展，对中医温病学理论有着开创性意义。

二、吴又可的“戾气说”

吴有性，字又可，号淡斋，明末清初著名医学家，约生活于16世纪80年代至17世纪60年代，江苏吴县东山（今属江苏省苏州市）人。崇祯辛巳年（1641），南北直隶、山东、浙江等地发生了大规模疫情，吴又可亲历疫情，对当时临疫“心疑胆怯”的医风提出了批评，主张“已知吉少凶多，临证更须审决”，治疗患者当积极果断。通过吴又可悉心研究，“静心穷理，格其所感之气、所入之门，所受之气，及其传变之体”，并结合“平日所用历验之法”，于1624年著《温疫论》一书，成为我国第一部疫病专书。他打破了一直以来《黄帝内经》中关于六淫致病的病因学说，突破性地提出“戾气”致病学说，是对疫病致病因素的一大创见；提出“邪伏膜原说”和“疫邪九传说”，揭示了疫邪入侵的部位和传变特点，对于温疫的病因、发病、传变、治疗都有创新性的见解；创立了疏利膜原、分消表里的治疗方法及达原饮、三消饮等方剂，剖析了温疫与伤寒的相同点与区别，充实了中医理论中关于传染病的内容，在中国医学史上留下了一份珍贵的记录。因此，吴又可被誉为“治温证千古一人”。

（一）戾气学说

吴又可认为温疫是由戾气而引起。《温疫论》开篇即言：“夫温疫之为病，非风、非寒、非暑、非湿，乃天地间别有一种异气所感。”在前代医家的认识中，温疫是由人体感应“非其时而有其气”的时行之气所引发，把原因归结为外界不正常的气候条件，这仍旧未能脱离伤寒“六淫”的范畴。而吴又可在累积多年临床实践经验后认识到，温疫并不是由“六淫”或“非时之气”而引起，而是另一种存在于自然环境中的异气，并肯定指出其物质属性，即：“气即是物，物即是气……夫物可以制气者药物也。”因而提出了“戾气”的概念，这就突破了明代以前的医家对温疫病因所持的时气说、伏气说、瘴气说，以及“百病皆生于六气”的论点，这是吴又可在中医病因学上的一大创举。此外，吴又可还对戾气的性质、传播途径、侵犯部位、传变特点等进行了细致而精确的分析和阐述。

（二）明辨温疫与伤寒

吴又可提出《伤寒论》之法不能用于治温疫，认为《伤寒论》“为外感风寒而设”，《伤寒论》对外感温热病的论述比较简略，398条原文中，仅有1条论述了温病，即第6条：“太阳病，发热而渴，不恶寒者，为温病。”但这并不意味着《伤寒论》仅仅是论外感风寒病证治的著作，也不能因其书名为《伤寒论》，便认定其所讨论的内容都是感受风寒而病者。实际上，《伤寒论》主要是讨论广义伤寒证治的，其中治疗里热炽盛、热结肠腑、阴虚热化、热瘀互结、水热互结等证的内容，均非单纯的风寒病证，在温病中每可见到，因此，不能认为《伤寒论》只是讨论寒性病证的。吴又可提出《伤寒论》的理法方药对于温疫治疗是“屠龙之艺”欠妥，其实《伤寒论》的许多治法方药对于治疗温疫病是有作用的，吴又可在《温疫论》中运用了《伤寒论》中白虎汤、诸承气汤等许多方剂。后世对外感热病理法方药的发展大体都是以《伤寒论》为基础的，故《伤寒论》对外感热病的治疗，不能看成是无实用价值的“屠龙之艺”。至于张仲景论治温疫之书是否散失，是持有“《伤寒论》仅为外感风寒而设”论点者的推论，值得进一步研究。

（三）阐述了温疫邪离膜原的九种传变方式

温疫邪离膜原，虽有九种传变方式，但不出表里之间，并且患者往往各得其一，并非一病有九传。疫邪从口鼻而入，伏于膜原，隐而不发之际，众人病状相同。邪离膜原后，即因邪气表里传变的不同，可分为九种传变方式，即但表不里、表而再表、但里不表、里而再里、表里分传、表里分传再分传、表胜于里、先表后里、先里后表。

此外，吴又可还提出温疫解后，出现身痛如被杖、动则加剧的情况，此非邪热传表，而是汗下后，“经气虚，荣卫之行涩”所致，可静养几日，阳气恢复，则身痛自愈。

从以上温疫九传可以看出，膜原伏邪并非能一时透尽，多随解随透，变证迭起，层出不穷，反复难愈，临床治疗则须见真守定，不可慌乱。

（四）强调温疫发病正气是关键

温疫发生的决定因素，在于人体正气的强弱和邪正力量的对比。戾气虽是疫病发生的必要条件，但并不是每个人都会感受，且感受戾气之人并不是都会发病，与人体正气关系密切。正如《素问·刺法论》所说："正气存内，邪不可干。"《灵枢·百病始生》亦曰："卒然逢疾风暴雨而不病者，盖无虚，故邪不能独伤人。"吴又可《温疫论》亦云："凡人口鼻之气，通乎天气，本气充满，邪不易入。"如吴又可举例：有三个人"冒雾早行，空腹者死，饮酒者病，饱食者不病"，说明在同样条件下，因脾胃为后天之本，所以饱食者，人体得谷气充养，则脾胃之气充足，气血旺盛，故不感邪。疫邪侵犯人体而发病，受到体质因素、自然因素和社会因素三个方面情况的影响。

（五）提出温疫治则治法

吴又可在《温疫论·原病》中提出："伤寒与中暑，感天地之常气，疫者感天地之疠气。"因为吴又可所说的伤寒是由风寒病邪所引起的急性外感疾病；中暑是猝中暑热病邪而陡发高热昏厥的病证。二者均是由气候异常，至而太过所致，没有明显的传染性；温疫乃是"感天地之疠气"。同时，认为疠气致病具有周期性、季节性、地域性，即在不同的年份、不同的地域、不同的季节，其致病性亦不相同。《温疫论·原病》云："在岁运有多寡，在方隅有厚薄，在四时有盛衰。"此观点源于《素问·六元正纪大论》，其云："辰戌之岁，初之气，民厉温病。卯酉之岁，二之气，厉大至，民善暴死。终之气，其病温。寅申之岁，初之气，温病乃起。丑未之岁，二之气，温厉大行，远近咸若。子午之岁，五之气，其病温。巳亥之岁，终之气，其病温厉。"

（六）分阶段论治温疫

吴又可对温疫的治疗有颇多创见，最有特色的是采用开达膜原法及下法，并重视疫后调理。运用此方法进行治疗，效果显著，对后世临床研究具有一定的借鉴价值。

吴又可提出初期宜开达膜原，分消内外，通里和表，创立了治疗温疫的名方，开温疫治疗之先河。在中期下不嫌早，以善用下法而著称，认为“无邪不病，邪去而正气得通”。后期不宜温补，重视疫后调理，提出疫后宜养阴清余热，忌投参术；重视饮食调理，顾护胃气，使其渐复；谨防劳复、食复、自复等。

第五节　清代——疫病理论的完善

清代268年间疫病有增无减，疫情发生的频率远远高于前代，达到历史最高。如从康熙四十一年（1702）至康熙四十九年（1710），连年大疫，再如嘉庆十九年（1814）至道光七年（1827），连年大疫，疫情肆虐，从未中断过，以致“死者无算”“死者不可计数”。据《清史稿·灾异志》载：“清康熙四十二年……春，琼州、灵州大疫；五月，景州大疫，人死无；六月，曲阜大疫，东昌疫，巨野大疫；八月，文登大疫，民死几半。”“清道光元年……六月，冠县、武城、范县大疫，巨野疫，登州府属大疫，死者无算；七月，东光、元氏、新乐、通州、济南大疫，死者无算，东阿、武定、滕县、济宁州大疫；八月，乐亭大疫，青县时疫大作，至八月始止，死者不可胜计。”“清苑、定州瘟疫流行，病毙无数。”《医林改错·瘟毒吐泻转筋说》载：“道光元年，岁次辛巳，瘟毒流行，病吐泻转筋者数省，京都尤甚，伤人过多。”清代疫情的发生在发病季节上表现为以夏春季为主，在发病地域上以江浙一带为中心，感受邪气多为温热、湿热之邪，正如叶天士所言：“吾吴湿邪害人最广。”清代疫情如此高发，促使医家在疫病学理论和临证实践中不断探索与研究，成为疫病理论体系的完善阶段。这个时期名家辈出，专科著作广泛出现，内容丰富，既有戴天章、刘松峰等人继承吴又可基础上对疫病学理论的专门研究著作，也有清代中后期形成的以叶天士、薛生白、吴鞠通、王孟英为代表的温病学派，产生了以卫气营血、三焦辨证为核心的理论体系及大量温病学著作，使中医疫病学理论不断丰富与完善，达到了新的高度。

一、戴天章以“五辨”论治温疫

戴天章，字麟郊，晚号北山，后人尊称戴北山或北山先生，生于1644年，卒于1722年。清代江苏上元（今江苏江宁）人。著有《咳论注》《疟论注》《广瘟疫论》等十余种著作，但多散佚，以《广瘟疫论》成就最高，影响也最大。戴天章对于温病辨治问题的独到见解与临床经验一直深受后人重视，其对后世瘟疫的防治和温病学说的发展、成熟作出了重要贡献。

戴天章少时天资聪慧，异禀常人，曾跟随林青雷习举子业，其敏而好学，博览群书，上晓天文，下知地理，又书画、琴奕俱精，无所不通，尤又专于岐黄之术。据《上元县志》载："所读经史，能通部逆背，如瓶泻水状……自天文、地理、算数、射弋以及书画、琴弈之类，无不探微极要。尤精医理，博览深思，活人无算，谢之金，挥不受。四方淹雅名流至，必下榻请教。"足见其学识渊博，医术高明，且医德高尚，声名远播。戴天章生活在明末清初之际，当时由于国之初立，百废待兴，加之洪灾、蝗灾、旱灾连年不断，全国各地更是瘟疫频发，由于灾民流动较甚，疫情广泛传播，人畜感染者颇多，而且其发病急骤，传变迅速，病情危笃，死亡者不计其数，当时诸医家拘泥于"法不离伤寒，方必宗仲景"的陈见，按伤寒辨治，效果不佳，死亡率高。吴又可目睹当时医者遍用《伤寒论》方罔效之尴尬，提出"戾气"致病学说，他所撰写的《温疫论》也成为当时治疗瘟疫的有效指导思想，得到广大医家的推崇。而戴天章正是传承吴又可之学，尤对吴又可之《温疫论》推崇备至，认为吴又可在温病诊治上颇具心得，但当时诸医家拘守陈规，对吴又可的《温疫论》认知均停留于"虽见其书知其法，而不能信之"的状态。吴又可在深究分析后，知其症结在"知其名而未得其辨证之法耳"，并非知而不用。于是吴又可在原本基础上，精心地加以注释、增订、删改，而且简要地划分出伤寒与瘟疫的同途异归变化规律，并举证相对比，于1675年终撰成了《广瘟疫论》，为后世在认识寒温病的诊治上奠定了如"经典要法"的范本。此书不但使温病学理论从《伤寒论》中脱颖而出，更充实了自立门户的基础，并流传迄今，备受推崇和应用，在温病学的发展过程中实乃功不可没。

戴天章学医本非家传，而是在精读《黄帝内经》《伤寒杂病论》等中医经典著作的基础上，又在研习刘完素、张元素、李杲等金元医家的学术思想感悟之中，传承吴又可之学，尤其与张仲景《伤寒杂病论》、刘完素《黄帝素问宣明论方》、李东垣《脾胃论》及吴又可《温疫论》等医家的学术思想密不可分。

（一）明辨表里，提纲挈领

《广瘟疫论》卷二、卷三专对瘟疫的辨证诊断进行了鉴别。戴天章指出："疫邪见症，千变万化，然总不出表里二者。"在实际的诊疗过程中，诊断方法要以五辨为主，并要辅以五兼十夹之表现，并对七十一个常见表里症状给予了详细鉴别诊断，同时戴天章对它们及兼夹证的不同治疗方药也做了详细归纳和总结。戴天章在各症状下，对其病机进行逐一阐述，并详解出鉴别要领和治疗方药，为后世论瘟疫症状的鉴别辨治留下了宝贵资料。

（二）明晰五辨，见解独到

《广瘟疫论》卷一中的辨气、色、舌、神、脉五者，皆以伤寒温病对比论述，发前人所未发，为全书精华之一。五辨中谈到嗅尸气，观面之色泽垢晦，察舌苔之积粉颜色，判神情之昏谵，别脉象之数等，都是从临床实践中所得之宝贵理论。戴天章认为对瘟疫病的诊断，应从气、色、舌、神、脉五个方面进行辨证，特别对温热病初起与风寒外感的辨别更具有重要意义。这是戴天章辨识瘟疫的独到见解和经验总结，皆从临床实践中悟出，言简意赅，实为辨识瘟疫的关键，也是《广瘟疫论》的学术精华。

（三）明察五法，随常应变

《广瘟疫论》卷四主要论述了五大治疗方法，在各种治法（汗、清、下、和、补五法）的基础上，阐明了其应用范围及五法间的相互灵活应用，并与伤寒之治法进行对照，分别出二者的不同。对于临床上各种常与变的证候，随常应变，并详列了方药的常、变加减进退，显示了戴天章的丰富临床经验。

（四）明审虚实，因人制宜

《广瘟疫论》卷四针对患者体质的不同，提出瘟疫患者四损、四不足的因人制宜治疗思想。四损为大劳、大欲、大病、久病后，四不足指气虚体质、阴虚体质、阳虚体质、血虚体质。戴天章指出"四损由人事，四不足由天禀；四损在暂时，四不足在平素"。四损、四不足之人多为正气不足，治疗上"不可正治其邪。必先养正为要，先服养正药，待其实证悉见，方可攻邪。若服攻邪药，虚证复见，仍当调补其虚，养正以和邪，祛邪以安正”。对于临床患者由于先天禀赋与后天失养所致之体质不同，在瘟疫治疗过程中要坚持辨体论治、因人制宜，这对后世具有重要的指导意义。

二、萧霆使“痧疹愈驳愈明”

萧霆，字健恒，江苏太仓人，清代医学家，悉心研究诊治疫毒痧疹，造诣颇深。著有《痧疹一得》二卷，刊于清雍正七年（1735），上卷主要论述疫毒痧疹，下卷主要介绍冬瘟痧疹，是一本温病类中医医籍。萧霆对疫毒痧有着丰富的临床治疗经验，其独到见解和学术观点，对研究温热病有重要的参考价值。

苏州地区地处太湖流域，地势低下，素有“水乡泽国”之称，是温热病的多发地区。从康熙末年到乾隆初年，疫毒痧疹流行，初起时症见发热，咽喉肿痛，身红，可见丹痧隐隐，或发一村，或染一家，不发则已，发则连床并榻，老幼无遗，更有邻里亲戚交相飞染，医者对于此证往往采用冬温痧治疗，鲜能奏效，患者接踵死亡。乾隆六年至八年，痧疹广泛流传，无论城市乡村，皆有传播蔓延的趋势。此痧疹之证，发病时间多为冬春季，并多采用解肌透发之法治疗，然而此痧疹与之前大不相同，若按照冬温痧者治疗，死亡率颇高。于是萧霆究其根源，反复推求，认为此疫毒痧疹所感为“天地之恶气”，其感染途径，不是从肌表而入，而是从鼻窍入胃。他遵从吴又可《温疫论》宗旨，在参照刘河间先生双解散的基础上，创制了表里解毒汤，以解表、里、半表半里之证，以麻黄、大黄、石膏三味药为主，集散毒、攻毒、清毒于一体。

萧霆是“勤求古训，博采众方”的忠实践行者，他博极医源，精勤不倦，悟性超常。《痧疹一得》云：“从前所见闻阅历，逐证校勘，重加厘订。方有可减者，删之。法有未备者，补之。新得者，增之。效验者，续之。”师古而不泥古，采撷百家之长，严谨审症，融会解知，不囿于一偏之见，不执于一家之言。其云：“理有深邃者，著论以阐发之。症涉疑似者，问答申明之。症无大小，毫发无遗；病无轻重，纤微毕举。庶或可以补前人之未备，立后学之津梁。”

《痧疹一得》是萧霆多年临床探索的心得，书中创制了很多新方，临床应用均历验不爽。世人“往往好补而恶攻”，萧霆所创的表里解毒汤中，既有麻黄、大黄，又有石膏，“暗昧者辄惊为异，畏不敢服”，遂抽出麻黄、石膏，制为末药，取名为透肌散，加入荆防解毒汤同煎，仍是表里解毒汤。此方既简便廉验，又不失人情。萧霆所创组方，思维缜密，意蕴宏深，遣药灵巧，值得师法。

萧霆在《痧疹一得》中云：“瘟疫之证，自古无传。后之医者无从推究病源。见其发热、头痛、骨节酸疼，不得不借风寒为规矩。瘟疫之误认为风寒者，今已久矣。幸吴又可先生著《温疫论》，亘古疑闭，一朝剖析。”可以看出他对吴又可先生的尊崇，赞其为“固病者之慈航，生民之寿域，其功讵不伟哉”。该书原署名《瘟疫全书痧疹一得》，盖萧霆追随吴又可《温疫论》宗旨。当时疫毒痧流行，吴又可先生所创的“达原饮”不能治愈此病，萧霆自制表里双解之方，经过反复斟酌并结合临床实践，将临证所见、治法、问答、经验心得编成一书，即《痧疹一得》，并附于《温疫论》之后，对其加以补充。

（一）疫痧感邪特点

萧霆在《痧疹一得》上卷中云：“天地之气，有善有恶。善为和气，有人受其祥。恶为疠气，人受其殃。人身之气，有壮有怯。其感人也，壮不容邪，气行则愈，怯多易犯，著而成病。气既有善恶之不同，人复有壮怯之各异，患病之轻重，遂由此而分焉。”指出痧疹所感之气，非风非寒，而是天地间的一种恶气，与人体正气相搏。当正气胜时，“壮者正气一运，邪气即退”；当正气虚时，“怯者能感不能化，往往著而成病”。即是否感疫痧之邪的决定因素，在于正邪相争的结果。

疫痧侵袭机体，不同于风寒之邪由肌表而入，而是从鼻窍入胃，因此，萧霆强调其“发即便壮热，咽疼，肌肤红赤”，病重者不及时用药则会死亡，病轻者用两解方即痊愈。治疗时应与冬温痧进行区别。

（二）疫痧证治用药原则

1. 用药宜尽早　萧霆在《痧疹一得》中指出“痧疹贵乎早治”，尝曰：“病邪初入，正气未衰，邪气易散耳。属客邪俱宜重治，不独痧证然也。”体现了萧霆“治未病”既病防变的思想。医者如果能够见微知著，见患者发热、咽痛、咳嗽、喷嚏，便知道这是发痧的证候，这时如果能够及时用药治疗，就能达到疗效；若认为这是轻证，不及早治疗，导致病情变重，此时“悔之晚矣”。萧霆还强调要及时用药，如闷痧证，“初觉咽疼，至晚即便壮热，通身红紫，即便烦躁神昏，即便口渴谵妄，甚至二目上视，肢冷脉微，不过一二日立毙”，若刚咽疼发热时，便知是闷痧之象，立即服用大剂量的表里解毒汤，或许能挽救一二。

2. 用药宜急攻　痧疹乃急症，病势凶险，传变迅速，萧霆在书中云：“疫痧之毒，势若燎原；疫痧之毙，几同闷痘。”治疗此病须立方重，用药急，即“急症不可缓攻”。萧霆指出疫毒痧疹属火邪郁胃烁肺，无论轻重，都有咽痛的症状，其与风热郁肺的咽喉肿痛不一样，忌用刀针挑破；不可用乳蛾吹药，乳蛾吹药是用胆矾等酸涩之药合成的，如果用其吹喉，则“邪得酸收火益不泄，咽疼愈增”，所以，痧疹吹咽药首选十宣解毒散。同时，萧霆还提出“攻毒不拘稀水”这一论断，“痧毒郁胃，正气不通，以致大肠失其传送之职，往往结粪不行，唯利稀水”，“若以为有便而不下，自利而不攻”，则导致“毒无出路，脏腑受伤”。此时所用大黄“本为攻毒，非为结粪”。

3. 用药需应天　萧霆在《痧疹一得》下卷中指出，治疗冬温痧时，必先看岁气，防止“逆其天气，反伐天和”。并列举了几个例子，当天气严寒，肌肤密闭，痧疹难于发越时，应当用辛温透发之药麻黄解毒汤治疗；当天气温暖时，肌窍空疏，痧疹易于透发，此时用辛凉解散之药荆防解毒汤；若天气炎热，内外皆热，痧疹见重，治宜用辛寒双解之药连翘解毒汤；若天气时暖时寒，当用葛根解毒汤辛平透肌。

4. 用药需中病　萧霆认为药贵中病，疫毒痧疹“须得热退身凉，咽喉不痛，结粪缓行，饮食得进，方为中病”，若是“表散而痧不透，清火而热未除，攻毒而余未尽，则病犹未中”，所以只要有病证就得服药，用药若是半途而废，“轻则发毒，重则死亡”。当邪退症状有所缓解时，用药也应当轻缓，否则“首尾峻剂”，易损真元。治痧要慎始慎终，切不可因病势稍退，饮食起居就随意任性，须慎调理“避风寒，节饮食，坐卧宜暖，饮食宜淡，起身宜迟，荤腥宜戒”。

萧霆在《痧疹一得》中还详述了当妇女崩、经、产，又患疫毒痧疹的治法，以及痧疹与冬温痧、痧疹痘疮、伤风的鉴别诊断。

三、林之翰集温疫学派诸家之言

林之翰，字宪伯，号慎庵，是清代康熙和雍正年间的名医，著有《四诊抉微》《嗽证知原》和《温疫萃言》。其在1740年著成的《温疫萃言》中，将温疫的病名、病证、治法、方药等方面收集众多医家之言，并在其中增加了自己的观点。同时，林之翰认为伤寒是外邪从表侵犯人体，有六经传变之说；温疫则是从口鼻入侵人体，不经六经传变，其热邪是从里向外疏散，不存在六经传变之说。林之翰明确指出，疫病是由于感受天地之疠气，与岁运、地理位置、四时气候有关，并且温疫多由热毒引发，温疫之证亦多种多样，不可同一而论。《温疫萃言》集诸多医家论述温疫之大成，强调“医无定体，应变而施，药不执方，合宜而用。故临证之际，当神而明之，不可胶柱而鼓瑟”。他的学术思想对现今防治温疫类疾病仍具有重要的参考价值。

四、周扬俊辨温、热、暑、疫

周扬俊，字禹载，清初江苏苏州人。年近四十而弃儒习医，转业岐黄，钻研仲景之学十余载，师从于林北海。在康熙辛亥年到京师行医，为当时王公大臣重用。周氏著有三部医学著作，其中最广为流传的是《温热暑疫全书》一书，成书于1672年。全书共分四卷，卷一为温病方论，卷二为热病方论，卷三为暑病方论，卷四为疫病方论。共记述疾病三十二种，载方一百零三首，可见其论述病种的广泛和治疗方法的丰富。该书采辑了喻嘉言、张凤逵、吴又可等医家的论述，选择了《伤寒论》《温疫论》等有关原文并加以注释发挥，结合个人见解，分析了各种病证的临床表现和治法，并收集了前人的典型病案为佐证。

周氏的学术思想与张凤逵一脉相承，他对于温病、热病的病机变化和证候表现，以及治疗方法等都有新的阐发。如他认为《伤寒论》中甘草汤证、桔梗汤证、黄连阿胶汤证等均属于伏气温病；白虎汤证、白虎加人参汤证等均属于伏气热病。这种将《伤寒论》中的某些证候勉强地分属于伏气温病、伏气热病的说法，用今天的观点来看，虽未必确当，但周氏认为《伤寒论》中已包含有温热病的多种证候和治疗方法，在当时来说，则是有其积极意义的。周氏之说多平正精要，对后世温病学的发展起到了重要作用。

五、杨栗山论伤寒与瘟疫之别

杨栗山，名璿，字玉衡，晚号栗山老人，约生于1705年，卒于1795年。其生于“诗礼名族”，书香世家。享年九十岁，清代中州夏邑（今河南省夏邑县）人，其学术思想远宗仲景、河间，近取叶天士、吴又可，是温疫学派代表人物之一。著有《伤寒瘟疫条辨》(又名《寒温条辨》)，详细剖析了伤寒与温病的病因、病机及治疗方法的不同，对温疫病治疗有颇多发挥。

已故现代著名老中医蒲辅周曾指出：“瘟疫实与四时温病不同，是杂气为病，杨栗山十五方，治疗杂气瘟疫，疗效很好。”对杨栗山代表著作《伤寒瘟疫条辨》评价之高，并不亚于吴鞠通《温病条辨》，值得后世学者研读。

杨栗山的始祖杨仲友原籍亳州，明代永乐初年迁居于河南省归德府夏邑县读书种田，产业扩大到四百顷，于是定居于归德府夏邑县。历经十三世，传至杨栗山。康熙四十四年（1705），杨栗山生于河南省归德府夏邑县。他从小聪颖好学，通读四书五经，并对其进行注录，因很有见地，有“国士”之称。乾隆时，成为贡生。后来因未能及第，改攻医学。

杨氏所处的时代，传染病广泛流行，他一生曾经历了多次的瘟疫流传。乾隆乙亥、丙子、丁丑，夏邑瘟疫盛行，死者枕藉，杨氏用升降散救大证、怪证、坏证、危证，得愈者十数人，余无算。随将此方传施亲友，贴示集市，全活甚众。杨氏有鉴于“世之凶恶大病，死生人在反掌间者，尽属温病，而发于冬月之正伤寒，百不一二，仲景著书独详于彼而略于此”。在漫长的习医和行医过程中，深痛世人“于病寒病温两者之辨不明，故处方多误，以致杀人”“无人不以温病为伤寒，无人不以伤寒方治温病，混淆不清，贻害无穷”“虽河间、安道已悉证治不同而未能穷其源。”

杨氏面对“瘟疫盛行，死者枕藉”的残酷现实，对伤寒和温病进行了深入细致的研究，积累了丰富的实践经验。为了“不唯救耳目所接之人，而且欲救天下之人”，晚年寓居江苏溧水县，正值当地瘟疫流行，以其方法疗之者，每获良效，于是“集群言之粹，择千失之得，零星采辑，参以管见”，在七十九岁高龄，著成《伤寒瘟疫条辨》，“务辨出温病与伤寒另为一门，不复掺入《伤寒论》中，以误后学”，并表明：“吾人立法立言，特患不合于理，无济于世耳。果能有合于理，有济于世，虽违之，庸何伤。”真实地抒发了杨栗山高尚的品德和胸怀。乾隆六十年（1795），无子而卒，享年九十岁。杨栗山对于伤寒、温病皆有研究，著有《伤寒瘟疫条辨》《温病条辨医方撮要》，有多种刻本传世。

杨栗山学医既非世医家传，也未直接拜师，其学术思想主要受到吴又可《温疫论》的启发，上溯《黄帝内经》《难经》《伤寒论》，旁及诸家，继承发展了其杂气学说，杨栗山精通经典，对伤寒与温病颇有研究。一生之中甚为推崇刘元素和吴又可的学术见解。他在自序中云：“一日读《温疫论》，至伤寒得天地之常气，温病得天地之杂气，而心目为之一开。”杨氏崇尚刘河间，认为刘河间是第一个“能辨温病与伤寒之异治者”，但又觉得他“对病源之所异者，亦未能道出汁浆”。杨氏能创造性地将“两感”学说引入温病学，并在刘河间表里双解思想的基础上创立有效的治温方剂，是非常难能可贵的。

（一）重视运气变化

杨氏在《伤寒瘟疫条辨》卷一中，首先提出治病须知运气。《治病须知大运辨》说：“天以阴阳而运六气，须知有大运，有小运，小则逐岁而更，大则六十年而易。”还提出：“有于大运则合，岁气俱违者，自从其大而略变其间也，此常理也。有于小则合，于大相违，更有于大运岁气俱违者，偶尔之变，亦当因其变而变应之。”可以看出杨氏对运气理论有着很深的研究，他十分重视运气变化对气候的影响，认为它能够影响人体而发生疾病。还指出在治疗瘟疫类疾病时，应根据该年的气运情况来选择相应的治疗方法。

（二）论伤寒与温疫之别

杨氏认为：“伤寒得天地之常气，先行身之背，次行身之前，次行身之侧，自皮肤传经络，受病于气分，故感而即动。认真脉证治法，急以发表为第一义。”“温病得天地之杂气，由口鼻入，直行中道，流布三焦，散漫不收，去而复合，受病于血分，故郁久而发。亦有因外感，或饥饱劳碌，或焦思气恼触动而发者。一发则邪气充斥奔迫，上行极而下，下行极而上，即脉闭体厥，从无阴证，皆火毒也。”两者“风马牛不相及”，进而分析说：“常气者，风寒暑湿燥火，天地四时错行之六气也；杂气者，非温非暑，非凉非寒，乃天地间另为一种疵疠旱潦烟瘴之毒气，多起于兵荒之岁，乐岁亦有之，在方隅有盛衰，在四季有多寡。”常气与杂气有着本质的差别。“盖因来而不知，着而不觉，人唯向风寒暑湿燥火所见之气求之”。杨氏认为，自王叔和编次《伤寒论》始，千余年来温病与伤寒混淆不清，以致“无人不以温病为伤寒，无人不以伤寒方治温病”，而贻害无穷。于是探本究源，取众医书之精微，结合自己临床实践经验，针对温病的病变特点，强调温病与伤寒虽同为外感病，但其本质却迥然不同，所以应与伤寒分划为两门。同时，对温病与伤寒的病因、病机、脉证、证候、治法逐一对举辨析，归纳阐述，使人一目了然。

（三）发展杂气学说

杨氏在临床实践中发现，温疫病的病因病机是杂气由口鼻进入三焦。他继承并发挥了吴又可杂气病因学说，指出：“杂气者，非温非暑，非凉非寒，乃天地间另为一种疵疠旱潦烟瘴之毒气……此温病之所由来也。”毒气之来，不可测识，无论男女老少，中之者即可发为温病，且“受毒有浅深，为病有轻重”。指出温疫致病，原因并非六气，而是天地间种种不一的杂气。正如他在自序中云：“一日读《温疫论》，至伤寒得天地之常气，温病得天地之杂气，而心目为之一开。”可见杨氏推吴又可杂气论，并为杂气论找到经论源流。在《伤寒瘟疫条辨·温病与伤寒治法辨》中说：“细玩《伤寒论·平脉篇》曰：‘清邪中上焦，浊邪中下焦，阴中于邪’等语，幡然顿悟曰：此非伤寒外感常气所有事，乃杂气由口鼻入三焦，怫郁内炽，温病之所由来也。”认为温疫“各随其气而发诸病”。同时论述了各种温疫之邪侵袭，人体受病的脏腑组织不同，“专入某脏腑，某经络，专发为某病”，这些都是对吴又可观点的继承和发扬。其病机变化则取《缵论》温病由血分发出气分之论。所以他认为，温病诸证皆为邪热怫郁在里所致，其发病是“自里达表”。即使温病出现表证，他也认为“皆是里证浮越于外也，虽有表证，实无表邪”。

（四）温疫之邪，自上而下，三焦传变

杨氏认为，“温病得天地之杂气，由口鼻入，直行中道，流布三焦，散漫不收，走而复合，受病于血分，故郁久而发”“一发则邪气充斥奔迫，上行极而

下，下行极而上，即脉闭体厥，从无阴证，皆毒火也”。他从临床实践中观察到温疫毒邪侵伤人体，呈现出一派中焦热盛的证候，因此提出了“温疫之邪，直行中道，初起阳明者十之八九”的中焦发病说。中焦发病说有别于吴又可“邪伏膜原”的认识，杨氏对吴又可所提出的“九传之变”也持否定态度。他在中焦发病说的基础上，提出了疫邪在人体内是沿上中下三焦传变的观点。他把疫邪从总体上分为轻清和重浊两种，轻清之邪浮而上，自鼻进入中焦后“上入于阳”而阳分受伤，出现发热、头肿、项强痉挛等上焦证；重浊之邪沉而下，自口进入中焦后“下入于阴”而阴分受伤，出现“脐痛、泻、肠鸣”等下焦证。清浊二邪相干于中焦，使“气滞血凝不留，其酿变即现中焦证”。疫邪在人体内依其上中下三焦的道路“充斥奔迫，上行极而下，下行极而上”，引起种种变证。可见杨氏对温疫病认识是有独特见解的。

（五）提出瘟疫治疗法则：辛凉宣透，攻逐解毒，调理气机

1. 运用辛凉宣透治温疫　杨氏根据“怫郁内炽，温病之所由来也”的病机特点，推崇喻嘉言“上焦如雾，升而逐之，兼以解毒”之说，提出温疫初期宜用辛凉宣透之法治疗。

2. 运用攻逐解毒治温疫　杨氏针对温疫热毒炽盛的特点，推崇吴又可等“温病下不厌早”之说，提出攻逐解毒的治疗大法，扩充了吴又可下法的治疗范围。

3. 重视调理气机　在攻逐解毒法的基础上，杨氏十分重视体内气机的通畅。他认为疫邪直入三焦后，上下流布，弥漫三焦，必然引起气机升降失常。因此，在攻逐解毒之时，又需沟通上下，协调气机，使三焦道路畅通，津液得复而不绝。

（六）创立治疫十五方

杨氏根据温疫过程中证候变化复杂、临床症状不同的特点，恪守古法而又灵活多变，创立了辛凉宣泄、升清降浊的著名方剂——升降散。并在升降散的基础上随症加减，灵活运用，自创了以“清则轻之”为法则的八首方剂，以“重则泻之”为法则的六首方剂，再加上升降散一方，共计十五首方。十五首方中均以白僵蚕、蝉蜕为主药，体现了辛凉宣透法是温疫初起的重要法则。而黄连除升降

散、芳香饮外，其余十三首方中必用黄连，突破了吴又可治温疫忌用黄连的禁区。杨氏所创的十五首方，对当时及后世治疗温病发挥了重要的作用，至今仍有较高的实用价值。

六、刘松锋首创“三疫说”

刘奎，字文甫，自号松峰，清代山东诸城人。约生于雍正末年，卒于嘉庆初年，一生多奔波于京师、长安、广东等地。刘松峰一生著作较多，最为有名、最能体现出其学术思想的著作乃《松峰说疫》，该书首创三疫说，并对瘟疫的病因、病机、传变、治疗方法、遣方用药，以及瘟疫防疫措施等均有系统记载，在瘟疫证治预防方面独树一帜。

刘奎出身于官宦世家，其父刘引岚一生为官，并精于医理，虽忙于公务，但见有患者，总是竭力救治。刘奎自幼受到影响，且因自身患病，而发愤学医，闲暇时博览家中所藏医书，颇有心得。曾跟叔父刘统勋去北京，学医于郭右陶。他对《黄帝内经》《难经》精研深究，对金元四大家及张景岳等人的名著勇于探索，融古出新。他特别推崇吴又可的《温疫论》，认为“伤寒自仲景而下，承承继继，各有专家。著书立说者，无虑数十种。独至瘟疫，则略而不讲焉。间有谈及者，不过寥寥数语。核焉而不精，语焉而不详”。而“吴又可《温疫论》一书，较之诸家俱见卓识”。刘奎认为历代医家都对瘟疫略而不讲或寥寥数语，就算提及也不十分精细和详尽，只有吴又可对伤寒、瘟疫做了区分，开了先河，独辟蹊径，有自己卓越的见解。刘奎生平信服吴又可的《温疫论》，同时又对吴又可的学术思想加以发挥补充，在治疗瘟疫证方面独树一帜，具有相当贡献。除《松峰说疫》外，刘奎还著有《濯西救急简方》《松峰医话》《温疫论类编》等书。

《松峰说疫》为刘奎与子刘秉锦合著于乾隆五十一年，先说理，后论药，共六卷。卷之一述古，作者博取前贤有关温疫论述，明其学术之渊源，主要引用《黄帝内经》《伤寒论》等医学著作及历代中医名家对瘟疫发生发展演变的论述，并对自己的观点进行解释补充。卷之二论治，强调了瘟疫的定义，提出“治瘟疫慎用古方大寒剂论”“治疫症最宜变通论”等十二条总论，首创针刮、涌吐等八种祛邪方法、瘟疫六经治法。卷之三杂疫，论述葡萄疫、蛤蟆瘟、大头瘟等七十三种杂疫的症状及治法，列举了多种放痧法、刮痧法、治痧法的具体应用和用药宜忌。卷之四辨疑，列举了十四种关于疫病的疑难问题，并详尽地进行剖析。卷之五诸方，载有避瘟方六十五首，除瘟方四十五首。卷之六运气，介绍运气的一般常识，并附“五运五郁天时民病详解”，详细论述了五运六气与疫病的发生发展关系。

（一）首创瘟疫、寒疫、杂疫“三疫”说

《松峰说疫》卷二提出“疫病有三种论”，明确瘟疫、寒疫、杂疫“三疫说”，文中云：“盖受天地之疠气，城市、乡井，以及山陬海澨所患皆同，如徭役之役，故以疫名耳。其病千变万化，约言之则有三焉。一曰瘟疫……二曰寒疫……三曰杂疫。”

瘟疫，“夫瘟者，热之始，热者，温之终，始终属热证”。瘟疫是感受温热邪气而致的外感发热性疾病。指出瘟疫初期有“发热，自汗而渴，不恶寒”。其传变方式为表里相传，在表则现三阳经证，入里则现三阴经证，入腑则有应下之证。刘氏认为瘟疫与伤寒不同之处，在于瘟疫并非感受寒邪而得，而是疠气自口鼻而入。

寒疫，“不论春夏秋冬，天气忽热，众人毛窍方开，倏而暴寒，被冷气所逼……感于风者有汗，感于寒者无汗”。此病与太阳伤风相似，但系天作之孽，众人所病皆同，且间有冬月而发疹者，故亦得疫称。其发病表现：“头痛、身热、脊强。其轻者或喘嗽气壅，或鼻塞声重。”其治法有发散、解肌之不同，其症状与温疫相似，而不受凉药，未能一汗而解。

杂疫，“其症则千奇百怪，其病则寒热皆有，除诸瘟、诸挣、诸痧瘴等暴怪之病外，如疟痢、泄泻、胀满、呕吐、喘嗽、厥痉、诸痛、诸见血、诸痈肿、淋浊、霍乱等疾，众人所患皆同者，皆有疠气以行乎其间”。故用平素治疗之法往往不效，必须深究脉症，一一体察，方能奏效。并指出“治瘟疫尚有一定之法，而治杂疫竟无一定之方也”。且其病有寒者，有热者，有上寒而下热者，有上热而下寒者，有表寒而里热者，有表热而里寒者，种种变化，不可枚举。

（二）瘟疫入侵途径、主症与传变

瘟疫为感受温热疠气所致，其入侵途径为“疠气自口鼻而入”，临床表现：

瘟疫为感受温热之疠气所致，表现为“初得之即发热，自汗而渴，不恶寒”；寒疫四季可发，表现为头痛、身热、脊强，可有汗（感于风者），可无汗（感于寒者）；杂疫颇多，症状复杂，“其症则千奇百怪”。

传变方面：《松峰说疫》云：“其表里分传也，在表则现三阳经症，入里则现三阴经症，入腑则有应下之症。”瘟疫在三阳经则在太阳易化热、在阳明易化燥，在少阳易化火；在三阴经则在太阴易化湿为燥，在少阴化寒为热，在厥阴易病热；瘟疫入腑则“瘟疫三阳经病，营郁热盛，热必内传胃腑”，瘟疫与寒疫、杂疫的病因及治法不同，三种疫病皆感受疠气所致，然具体病因有别，治法不一。

（三）阐述瘟疫的治疗原则

瘟疫变化复杂，临床治疗不易把握，应辨识邪气深入后表里分传的病机而治。同时，强调因人、因时制宜，灵活施治。瘟疫的治疗要注意审因论治，有兼证当兼治。刘松峰提出舍病治因，瘟疫治疗要注意分清病因和兼证，变通施治。也指出疫病病机的复杂性和病情的反复性，其云：“至于治法，千变万化，随宜用药，莫可名言。故仲景曰：瘟疫不可先定方，瘟疫之来无方也，旨哉斯言。疫病一门，又岂一百一十三方所能尽哉！”

刘松峰的观点体现了中医天人合一、辨证论治的思想，瘟疫感“天地之疠气”而发病，感受的病因不同，气候、地域、体质的不同，患病症状、患病部位、兼夹症状不同，治疗有所差异。

《松峰说疫》提出瘟疫治疗用解毒、针刮、涌吐、罨熨、助汗、除秽、宜忌、符咒八法，及时祛除病邪。

《松峰说疫》曰：“仅读伤寒书不足以治瘟疫，不读伤寒书亦不足以治瘟疫。瘟疫虽与伤寒不同，但邪在膜原，正当经胃交关之所，半表半里，其热淫之气，浮越于某经即显某经之症，专门瘟疫者，又不可不知也。”因此，刘氏创立了瘟疫六经治法。

（四）阐述温热疫用药禁忌

刘氏提出慎用黄连、黄柏、龙胆草、苦参等大苦大寒之剂，并对大黄、芒硝和石膏在疫病中的治疗作用进行详细阐述。

（五）提出治疫证最宜变通。

《松峰说疫》云："唯至于疫，变化莫测，为症多端，如神龙之不可方物。临症施治者，最不宜忽也。"刘氏认为，疫证的发生、发展变化多端，在临床施治时应注意变通，而不应墨守成规，并且治瘟疫应时时注意各种情况。

七、叶天士首创温病"卫气营血辨证"

叶天士，名桂，号香岩，别号南阳先生，生于 1666 年，卒于 1745 年，江苏人，生活于清代康熙至乾隆年间，为温病四大家之首。叶家世代业医，祖父叶时，甚通医理，父亲叶朝采，益精其术。叶天士自幼耳濡目染，也有志于此道，少时即受家学。叶天士最擅长治疗时疫和痧痘等证，是中国最早发现猩红热的人。所著《温热论》为其门人顾景文笔录，经唐大烈润色而成。另有《三时伏气外感篇》等温病方面的著作。叶天士在疫病病因上不同于吴又可的专主"戾气说"，而是仍以六气说为主。其《三时伏气外感篇》第一条即曰："春温一证，由冬令收藏未固，昔人以冬寒内伏，藏于少阴，入春发于少阳。"第二条曰："风温者，春月受风，其气已温。"第三条曰："夏为热病，然夏至以前，时令未为大热，《经》以先夏至病温，后夏至病暑……长夏湿令，暑必兼湿。"叶天士最大的贡献在于创立了卫气营血辨证，根据病在机体的不同层次部位制订系统的治法，如清气、清热、散血、凉血、清透、攻下法等。

吴又可的戾气学说在叶天士的温邪学说提出后也逐渐淡出人们的视野，至余霖已将疠气改头换面复归于六淫，这时的医家多数能够以流行性作为辨别依据，将疫病与温病区分对待。也同时认识到战乱等社会条件、气候、地理、卫生环境等对疫病发病带来的影响。至于疫病的传变，直行中道、三焦传变的方式也得到了广泛认同，一些医家将自己的观点与叶天士的卫气营血传变结合起来，形成了温病学的独特辨证论治体系，也可用于疫病，因此，较之前的温疫学派、温病学派在后世得到了较好的发展。

八、薛雪开湿热病先河

薛生白，名雪，字生白，号一瓢，又号槐云道人，生于1681年，卒于1770年，清代吴县（今属江苏省苏州市）人，世居苏州南园俞家桥。薛生白早年攻读儒典，工诗文，善医术，性孤傲，不求闻达，因而无心科举，有司两次召举鸿博不就。他兴趣广泛，学识渊博，诗、书、易、画、技击，俱臻佳境。其诗文著作有《一瓢诗话》《一瓢斋诗存》《旧雨集》等。后因母患湿热之病，乃专心于医学而技艺日精。且著述颇丰，有《医经原旨》《校刊内经知要》《日讲杂记》和《薛氏医案》《扫叶庄医案》；另有《膏丸档子》（专刊稿）、《伤科方》《薛一瓢疟论》（抄本）等流传后世。薛氏尤其擅治湿热所致的疾病，所著《湿热病篇》为传世之作，于温病学发展贡献甚大，后世将其列为温病四大家之一。

传统观点认为，薛生白在医学方面自学成才，经考证亦认为薛氏为王晋三（王子接）的门徒，同叶天士（叶桂）、吴正功（吴蒙）师出同门，与叶天士学相伯仲，和俞明鉴被称为“鼎足三大家”。清代医家黄凯钧曾于《遣睡杂言》一书中对二者进行过比较：“二君皆聪明好学，论人工薛不如叶，论天分叶不如薛。”叶天士与薛生白用药风格类似，常令旁人难以分辨二者医案。

另外，薛生白在温病学上取得的成就，除了主观上自己的精勤努力之外，客观上还得益于苏州的地域优势。苏州早在春秋战国时期就是吴国的都城，此后一直是江南的大都会，经济繁荣，文化昌盛。苏州的中医也有着悠久的历史，吴中医学可以上溯至春秋战国时期，千百年来，苏州孕育了许多著名医家，形成了吴中医学流派，在中国医学史上产生了深远影响。另外，吴中地处东南卑湿之地，历史上温疫、湿热病屡发，诸多医家“拯黎元于仁寿，济羸劣以获安”，这也在另一方面也促进了吴中医学的发展。而薛氏身处康乾盛世，正是吴中医学的鼎盛时期，涌现了吴又可、叶天士、周扬俊、薛生白等温病大家，所以，独特的历史、地理、文化条件，是薛生白和其他医家的温病学说产生、丰富、发展的关键因素。正如唐大烈在《吴医汇讲》中所说：“矧吾吴文献之邦，乃良医荟萃之域，韩门昆季，擅卢扁之称，葛氏乔梓，绍张、刘之学，新甫、启东廿子，前朝之著述已繁，生洲、路玉诸公，圣代之阐扬亦伙，《印机草》识元仪临证之慎重，《读书记》知在泾学业之深沉。凡此各自成书，出自诸家见地。”

薛生白治学精勤，《清史稿》称他“于医，时有独见，断人生死不爽，疗治多异迹”，可见其医术之高超。在薛氏所有医学著作中，对后世影响最大的当属《湿热论》，亦名《湿热条辨》，是我国医学史上研究湿热类疾病的丰碑和开山之作。薛生白在书中以自述自注的形式，全面论述外感湿热病发生发展、传变转归及辨证治疗，全书虽不足万言，但理法方药俱全，可谓字字珠玑，是薛生白对湿热病治疗的经验总结和心得体会。本篇的问世，为后世将温病明确分为温热、湿热两大类奠定了理论基础，具有很高的学术价值，起到了承前启后的作用，为研究温热病必读之书。所以李清俊在《南病别鉴》中说：“薛氏《湿热论》……其见之也确，其言之也详，其治之各得其宜，可为后世法，莫能出其范围者。”

（一）提出正局与变局概念

“正局”与“变局”是统领《湿热论》全篇的纲领和框架，薛生白以此为依托演绎湿热病发生、发展、传变的全部规律，这是《湿热论》最大的特征。篇首提纲所说：“湿热证，始恶寒，后但热不寒，汗出，胸痞，舌白，或黄，口渴不引饮。”文后自注曰：“此条乃湿热证之提纲也。湿热病属阳明太阴经者居多，中气实则病在阳明，中气虚则病在太阴。病在二经之表者，多兼少阳三焦；病在二经之里者，每兼厥阴风木。以少阳厥阴同司相火，阳明太阴湿热内郁，郁甚则少火皆成壮火，而表里上下充斥肆逆，故是证最易耳聋、干呕、发痉、发厥，而提纲中不言及者，因以上诸证，皆湿热病兼见之变局，而非湿热病必见之正局也。”

（二）脾胃是湿热病的关键

《湿热论》详细论述湿热病的病形、传变和治疗。薛生白在篇首湿热病提纲中就提出：“湿热病属阳明太阴经者居多，中气实则病在阳明，中气虚则病属太阴。”明确指出阳明和太阴为湿热病的病变中心，湿热邪气多会困阻中焦。

薛生白对脾胃的重视可以从其用药体现出来，一方面，薛生白治疗湿热病注重调畅中焦气机，多用苍术、厚朴、藿香、草果等行气化湿之药，所谓气化则湿化。另一方面，在治疗时既用透散、清泻等法以祛除湿热，还用补阳、益气、养阴、生津诸法以扶正祛湿。可以说，薛生白对湿热病的研究，既突出了湿邪与热邪相合为病的特点，抓住了湿热二邪轻重不同的要害，并结合脏腑、三焦、表里等辨证方法，使之融为一体，解决了湿热病的证型辨析，成为后世治疗湿热病的典范，影响深远。

另外，薛生白不仅以医术闻名，还颇具才气，所著诗文俱佳，且工画兰，善拳技，博学多通，是当时颇负盛名的风雅之士且风流倜傥，所交皆文坛名流，如沈归愚、袁子才（袁枚）辈，诗酒流连，一时传为佳话。沈归愚在《一瓢斋诗存》序中，极口称赞薛生白，将薛生白与明初吴中高士王光庵相比。他说："吾友薛子生白，游横山叶先生之门，自少已工于诗，既长托于医，得食以养，有司欲荐之出，不应。是生白隐居与光庵同，养亲与光庵同，能诗而以医自晦与光庵同。而工八法，解绘声绘色事，至驰骋于骑射刀鞘之间，又有能光庵之所不能者。"

纵观薛生白的一生，性情潇洒不受拘束，好客重友情深义厚。诗人袁枚（随园老人），因患病、治病而与薛生白相识相知，其后数年几度患病，均赖薛生白驰援救治而愈，二人终成莫逆，两位为当时诗文界、医学界的泰山北斗，为后人演绎了一场医患和谐的完美佳话。近 300 年后的今天，我们可以从《小仓山房诗集》中，读到袁枚的《病中谢薛一瓢》《寄征士薛一瓢》《病起赠薛一瓢》等充满真挚感情的诗篇，在诗人的笔下，薛生白医术高超、医德高尚、志救苍生的名医形象饱满真实，栩栩如生，其学识气质、心性品格值得我们后人学习和敬佩敬仰！

九、集各家所长的熊立品

熊立品，字圣臣，晚号松园老人，生于 1703 年，卒于 1780 年，新建（古称西昌，今属江西）人，是名医喻嘉言的同乡，清代著名温病学家。少习儒学，兼习《灵枢》《素问》等医籍，后以医为业。他力学多才，博精医理，医术精湛，尤其对温疫的治疗最有心得。在总结治疗温疫经验基础上，取吴又可治疫之书详细加以考订，参之以喻嘉言论温之说，著成《治疫全书》六卷。在完成《治疫全书》之后，复取痢疟之症，附以泄泻，编撰成《痢疟纂要》八卷，后又编撰《麻痘绀珠》六卷，三部书合编为《瘟疫传症汇编》刊行于世。

熊立品对吴又可《温疫论》、喻嘉言论温疫之观点十分认可，在此基础上根据自身辨治温疫临床经验，对两位医家的理论加以补充，使之更加完备、实用。

《治疫全书》（六卷）系熊氏取《温疫论》详予考订，兼采喻嘉言有关春温、疫病的论述，以及其他有关温疫著作编纂而成。

（一）掌握温疫疫邪浮越三阳经之良机而透邪外出

熊氏指出，疫邪虽停留于人体表里之间，从内而发，但应注意其浮越于太阳、阳明、少阳三经之时，此时患者有头痛，身热，腰背项痛，恶寒发热，即用达原饮加入羌活，兼阳明证加葛根，兼少阳证加柴胡，均用大剂量服之，以使疫邪速从三阳出于肌表，轻者一二剂可愈。故凡治温疫，务必注意疫邪浮越于各经之时，当及早透邪外出，切不可错过此良机，此法屡试屡验。

（二）“冬伤于寒”根源之辨

关于《黄帝内经》“冬伤于寒，春必病温”之理论，熊氏对于王叔和的解释提出了不同意见。熊氏认为“冬伤于寒”之“伤”，乃内伤之意；“寒”指太阳寒水主令之时。其鲜明观点在于：“冬伤于寒”之病位为肾脏。原因为太阳寒水主令之时，肾中精失闭藏，寒邪得以直入肾脏，即“冬不藏精”。而不同意王叔和之冬月皮肤触寒、邪在肌肤之说，熊氏亦认为喻昌所执仍是王叔和之见。关于“冬伤于寒”的真正根源，熊氏认为首先是由于“冬不藏精”，即冬气严寒，万物收藏之时，若施泄无度，则肾脏空虚，寒邪乘虚而入肾脏。而非王叔和所言冬月皮肤受寒，久藏于肌肤，遇春而发。

（三）“温疟”与“春温”之关联

熊立品认为“温疟”与温疫大同小异，温疟与春温均系冬月风寒藏于骨髓，见症虽不同，受病则同。如临床疟疾因邪气深藏不能透达于外，每日一发，或隔一日，或隔二三日一发，医家以温经与散邪并举，用草果、槟榔、厚朴、知母，如吴又可达原饮之类，往往效果显著。

（四）集撰疫病脉症方治并分类登注

因感于历代多有对时疫之辨证审脉，立法制方切中病情，能拯救民命于颠危者，故熊氏对此采集分类，分门汇成一卷。

十、余师愚论疫病发斑疹

余师愚，名霖，字师愚，生于1723年，卒于1795年，祖籍江苏常州，寓居安徽桐城，是我国清代著名温病学家，于1794年著《疫疹一得》一书，该书丰富并发展了中医学对疫疹的论述和治疗方法，为后世提供了宝贵的临床经验。

余师愚自幼学习儒家文化，寒窗二十余载而屡试不中，遂弃儒习医，曾游历于大梁、京师等地，与吴贻咏、张若渟、蔡曾源等友相交甚好。1764年（清代乾隆二十九年），余师愚家乡桐邑疫病流行，其父染患时疫，被医误治而亡，余师愚对此深恶痛绝，抱恨不已，遂乃专心致力于前贤医书，同时通过临床实践逐渐领悟了其中的要旨，尤其对疫疹一门有独到的见解，余师愚将其对疫疹研究的心得及临床经验进行了系统总结，著成《疫疹一得》一书。众人治疗瘟疫病时多效用其法，疗效卓著，正如蔡曾源所说："独于疫疹一门，神而明之，实能辟前人之所未见未闻者，逆之则死，顺之则生。三十年来，自南而北，所全活人，殆不可以数计。"余师愚遂名噪一时，成一代温病大家。

余师愚的学医之路既无家中传承，也未曾拜师学习，其学术思想的形成主要是受历代经典医籍和医家的影响，其中以《黄帝内经》的运气理论、刘完素的火热理论等较为关系密切。

（一）气运异常变化是疫疹流行之前提

余师愚认为气运异常变化是疫疹流行的前提。正如《疫疹一得·运气之变成疾》中云："夫五运六气，乃天地阴阳运行升降之常也。五运流行，有太过不及之异；六气升降，则有逆从胜复之差。凡不合于德化政令者，则为变告，皆能病人，故谓之时气。一岁之中病证相同者，五运六气所为之病也。"还在《疫疹一得·论疫疹因乎运气》中云："此天地之病气，人竟无可避者也。原夫至此之由，总不外乎气运。人身一小天地，天地有如是之病气，人即有如是之疠疾。"因此，余氏在治疗疫疹时常参通司天大运、主气小运，根据运气的不同而分论治之。

（二）火毒为患是疫疹发病之病理因素

余师愚认为，君相二火失调变衍的火毒是疫疹的关键病理因素。他举例分析了乾隆戊子年吾邑疫疹流行的五运六气变化情况。《疫疹一得·论疫疹因乎气运》中云："缘戊子岁少阴君火司天，大运主之，五六月间，又少阴君火，加以少阳相火，小运主之，二之气与三之气合行其令，人身中只有一岁，焉能胜烈火之亢哉?"戊子年气运，少阴君火司天，岁运为火运太过，司天少阴君火与主气三之气少阳相火加临，"二火"合行其令，运气变衍为火毒而发生温疫。因此，他在治疗疫疹时常以大剂量石膏直清火毒，因而驰名当时。

（三）胃腑是疫疹病变的中心与关键

除气运异常这一外因外，余师愚认为胃的虚实是疫疹病变的中心与关键。正如在《疫疹一得》中指出："疫证者，四时不正之疠气。夫疠气，乃无形之毒，胃虚者感而受之。"因胃为十二经之海，上下十二经都朝宗于胃，胃能敷布十二经，荣养百骸，毫发之间，靡所不贯。疠气既入胃，势必敷布于十二经，戕害百骸，若胃本不虚，偶染邪气，不能入胃，犹之墙垣高大，门户紧密，虽有小人，无从而入。因此，对于疫疹发病，余氏既重视气运、火毒疠气，又强调胃气盛衰的重要性。

（四）疫疹与伤寒有别

余师愚认为疫疹与伤寒虽然相似，但实质不同。从寒热角度辨：伤寒时多以先发热而后恶寒，而疫证初起时先恶寒而后发热，一两日后，但热而不恶寒。从头痛角度辨：伤寒头痛有似太阳、阳明者，然太阳、阳明头痛不至如破，而疫则头痛如劈，沉不能举。从汗出角度辨：伤寒无汗，而疫则下身无汗，上身有汗，以头汗更盛。从呕吐角度辨：伤寒多以少阴而呕，胁必痛，耳必聋，而疫证之呕，胁不痛，耳不聋。从自利角度辨：伤寒多以太阴自利者，腹必满，而疫证自利者，腹不满。从斑疹角度辨：伤寒时多不发斑疹，而疫疹时则有斑疹。总之，余氏在治疗疫证时多以上述不同的角度与伤寒之病相鉴别，诊断准确，每获良效。

（五）重辨斑疹知其预后

余师愚认为，在疫证中应重视对斑疹的辨识，并以辨形状色泽为要点。余氏认为斑疹若形态松浮、朗润，如洒于皮者为病浅；若紧束有根，摸起来如履透针，如矢贯的者，是热毒深重难解，预后不良；斑疹松浮者，虽紫黑成片可生，紧束者纵不紫黑亦死。《疫疹一得》指出，如疫疹一出，其外形松活浮洒于皮面，不论色泽如何，或红，或紫，或赤，或黑，这些都是热毒外现的征兆，虽有恶症，百无一失，预后良好。若疹出紧束有根，如从肉里钻出，如履底透针，如矢贯的，其色青紫，宛如浮萍之背，多见于胸背，此属胃热将烂之色，治宜大清胃热兼以凉血。务使松活色退，以挽回险象，稍存疑惧，即不能救。总之，余氏辨斑疹不在气大小，而在其形之松浮紧束。

（六）以“大寒解毒”自创瘟疫方

余师愚根据瘟疫的病因病机，以“大寒解毒”为法创立瘟疫方——清瘟败毒饮。余师愚主张清瘟败毒饮贯彻于热疫的始终。该方治一切火热，表里俱盛，狂躁烦心，口干咽痛，大热干呕，错语不眠，吐血衄血，热盛发斑等症，其中尤赞方中君药石膏之妙，该药性大寒，大清胃热，味淡气薄，能解肌热，体沉性降，能泻实热。此方在《疫疹一得》中结合临床体征共加减应用五十余次，疗效卓著，为后人治疗热疫提供了宝贵的临床经验。新型冠状病毒感染的治疗也应用了清瘟败毒饮中的石膏，且获得了很好的临床疗效。

十一、吴鞠通确立“三焦辨证”体系

吴鞠通，名瑭，字鞠通，生于1763年，卒于1820年，江苏淮阴人，是我国清代著名的温病学家，著有《温病条辨》等书，丰富并发展了中医学对传染病的认识和治疗方法。

吴鞠通《问心堂温病条辨自序》载：“瑭十九岁时，父病年余，至于不起。瑭愧恨难名，哀痛欲绝，以为父病不知医，尚复何颜立天地间？遂购方书，伏读于苫块之余，至张长沙‘外逐荣势，内忘身命’之论，因慨然弃举子业，专事方术。”四年之后，“犹子巧官病温，初起喉痹，外科吹以冰硼散，喉遂闭。又遍延诸时医治之，大抵不越双解散、人参败毒散之外，其于温病治法，茫乎未之闻也，后至发黄而死”。

吴鞠通所生活的时代，虽然是历史上的清明时期，号称“康乾盛世”，但瘟疫并不少见，其流行年份之多，仅《清史稿·灾异志》《清实录》《中国历代天灾人祸表》等文献上标有“瘟疫”“时疫”“大疫”“时疫流行”等字样的年份，乾隆在位的六十年中，就有二十年，嘉庆在位的二十五年中，就有十二年。其次是瘟疫流行之广，长江、黄河、淮河中下游地区的直隶、河南、山东、江苏、浙江、江西、安徽、湖北等地，都是高发区。再次，瘟疫流行之严重，乾隆五十年，山东济南各府二十州县，安徽亳州等八州县，江苏淮安等府属，河南大疫。乾隆五十一年，泰州大疫，通州大疫，合肥大疫，赣榆大疫，武进大疫，苏州大疫。夏，日照大疫，范县、莘、莒州大疫，死者不计其数。江苏也是重灾区，很多患者死于瘟疫，死于庸医之手。其侄儿之死尤其刺痛了吴鞠通。在读张仲景“外逐荣势，内忘身命”之后，即对科举之路进行了反思，从而走上了学医之路。其次，淮安医学对吴鞠通也有很大影响。远在隋唐时期，淮安（时为楚州）医学就很发达，到了宋代，许多文学学士不仅精通儒学，还精通医学，淮安地方涌现出了一批名医。这些因素对吴鞠通走上医学之路也有一定影响。

乾隆四十八年（1783），在时任四库馆同乡的推荐下，吴鞠通来到北京，参加《四库全书》医书部分的抄写检校工作，这对立志学医济世的吴鞠通提供了一个绝佳的学习机会。在检校《四库全书》时，吴鞠通“得明代吴又可《温疫论》，观其议论宏阔，实有发前人所未发，遂专心学步焉”“又遍考晋唐以来诸贤议论”，阅遍四库所录医学典籍，这为日后吴鞠通对温病的认识及其治疗奠定了坚实基础。

乾隆五十八年（1793），吴鞠通在京城这场瘟疫之中初露头角。《问心堂温病条辨自序》中吴鞠通写道：“癸丑岁，都下温疫大行，诸友强起瑭治之，大抵已经坏病，幸存活数十人，其死于世俗之手者，不可胜数。呜呼！生民何辜，不死于病而死于医，是有医不若无医也；学医不精，不若不学医也。因有志采辑历代名贤著述，去其驳杂，取其精微，间附己意，以及考验，合成一书，名曰《温病条辨》，然未敢轻易落笔。”

嘉庆三年（1798），同乡汪廷珍预测来年将温病大行，催促吴鞠通尽快完成《温病条辨》。直到嘉庆九年（1804），吴鞠通才完成《温病条辨》的初稿。嘉庆十八年（1813），《温病条辨》问心堂初刻本成。5年后（1818），又重新校刻《温病条辨》。

吴鞠通除了著述《温病条辨》之外，还有道光十一年（1831）撰写的《医医病书》，以及于道光十三年（1833）编辑的《吴鞠通医案》。

吴鞠通学医既非世医家传，也未直接拜师，其学术思想的形成主要是受历代经典医籍和医家的影响，尤其与《黄帝内经》、张仲景《伤寒杂病论》、叶天士《临证指南医案》及《温热论》等学术思想密不可分。

（一）关于三焦辨证

吴鞠通认为，温热病的病机是随三焦而变化的，所以风温、温热、温疫诸病，都是按上、中、下三焦来论述的。其三焦与《黄帝内经》之三焦不尽相同。《黄帝内经》的三焦是言生理功能和病理变化的，而吴鞠通所论之三焦，只是用以区分温病发展过程的三个阶段，借以掌握病情的传变规律而已。“上焦病不治，则传中焦，胃与脾也。中焦病不治，即传下焦，肝与肾也。始上焦，终下焦”。以此可见，吴鞠通三焦和卫气营血一样，是指掌握病机，归纳脉证，区别证候，从而作为辨证施治的重要依据。

（二）对温病的治疗方剂的发展

治疗温病，叶天士已创立了大批方剂，但随着温病学的发展，吴鞠通又大胆发展或创制了很多专治温热病的方剂，丰富了这一领域的内容。吴鞠通在叶天士治风温病案处方的基础上，创立了名方桑菊饮；在叶天士治温热病案处方的基础上，创立了有效方剂清营汤；在叶天士治暑温病案的基础上，创制了连梅汤。这些新方剂的创立，都是在原方基础上加减、变化后命以新名，从而将叶天士医案升华到一个新的理论境界。再如，叶天士有“温邪在肺，其合皮毛，用辛凉轻剂”一条，吴鞠通据此发挥成银翘散为辛凉平剂，桑菊饮为辛凉轻剂，白虎汤为辛凉重剂。这样，就把一个气分证分成三个不同种类，丰富了叶天士学说的内容，又增加了治疗温热病的有效方剂，充分显示了吴鞠通在学术上具有“举一反三”的创造才能。此外，他还创制了很多有效方剂，如化斑汤、青蒿鳖甲汤、增液承气汤、增液汤、化癥回生丹、三仁汤、杏苏散、桑杏汤、沙参麦冬汤、加减复脉汤、大定风珠、安宫牛黄丸等，都是临床常用而疗效卓著的方剂。

十二、王士雄对温病学的汇编集注

王士雄，字孟英，号梦隐，又号潜斋，别号半痴山人、随息居士，生于1808年，卒于1868年，祖籍浙江盐官（今海宁市盐官镇），于乾隆年间迁钱塘定居。他是清代著名的温病学家，也是杰出的临床医学家，其毕生致力于中医理论和临床的研究，对温病学说的发展作出了杰出贡献，尤其对霍乱的辨证和治疗有独到深刻的见解。王孟英一生著述丰富，给后世留下了很多具有学术价值的医学文献，代表性著作有《温热经纬》《随息居重订霍乱论》《归砚录》《随息居饮食谱》《王氏医案》等。

王孟英出生于中医世家，他的曾祖父王学权、祖父王国祥、父亲王升都精通医学，曾祖父撰有《重庆堂随笔》，其祖父、父亲和他本人都曾先后对此书进行补充和校注。王孟英十四岁时，父亲重病，弥留之际嘱咐他："人生天地间，必期有用于世，汝识斯言，吾无憾矣。"此后王孟英苦心攻读，专心学医，但因家境贫寒，为生活所迫，同年冬天便去了婺州孝顺街佐理盐务，"公余之暇，辄披览医书，焚膏继晷，乐此不疲"。由于家学渊源，耳濡目染，又刻苦自励，聪颖善悟，王孟英博览群书，集众家所长，学业进步很快，学医三年后，便开始给人治病。甲申夏，王孟英为周光远治病得愈，当时周光远为盐业主政，在一次登厕时，突然"体冷汗出，气怯神疲"，医生诊断为痧证，欲用芳香开窍之药进行治疗。而王孟英诊得脉微欲绝，阳气欲脱，于是力排众议，由于来不及买药，身上刚好带了一块干姜，重四五钱，急令煎汁灌下，服药后周光远病情有了明显好转，接着用人参、黄芪、白术、甘草等药培补，病愈。自此，人们常请他看病，他不负众望，挽救了很多危重患者，于是名噪医林。

王孟英当时所处历史时期，清政府经历了两次鸦片战争，封建统治阶级剥削严重，人民生活十分贫困，再加上战乱频繁，导致疫病横生，道光十八年（1838），他根据自己治疗霍乱的经验写出了《霍乱论》一书。当时江浙一带霍乱多次暴发，死人无数，王孟英妻女、好友亦死于霍乱，医生的责任感加上精神上的伤痛，促使他尽力救治患者，认真研究此病，后于同治元年（1862）将这本书重订，更名为《随息居重订霍乱论》，本书详细论述了霍乱的病因、病机、辨证、防治等。

道光二十三年（1843），周光远把王孟英从道光三年（1823）至道光二十三年在临证中积累的大量医案辑录成书，题名《回春录》；道光三十年（1850），张柳吟等人续编王孟英医案，名《仁术志》，集王孟英从道光二十四年（1844）至道光三十年的医案而成；咸丰元年（1851），杨照藜将《回春录》和《仁术志》合二为一，统一命名为《王氏医案》，其中，《回春录》为正编，《仁术志》为续编；咸丰四年（1854），徐然石等人续辑了《王氏医案三编》，集王孟英从咸丰元年至咸丰三年（1853）的医案而成。

咸丰二年（1852），王孟英著成《温热经纬》一书，该书“以轩岐仲景之文为经，叶薛诸家之辨为纬”，卷一、卷二挑选并辑录《黄帝内经》《伤寒杂病论》中关于温热病的论述及前人对温热病的看法；卷三、卷四辑集叶天士、陈平伯、薛生白、余师愚等各家医论，关于他们对温热病、湿热病、疫病的研究心得；卷五为温热病方论。王孟英的《温热经纬》荟萃众说，条理分明，使温病学说遂成系统，他本人可谓温病学之集大。

咸丰五年（1855），十月中旬，王孟英携眷回籍，他感叹：“余自失怙后，即携一砚以泛于江，浮于海，荏苒三十余年，仅载一砚归籍……游时偶有所录，渐积成卷，题曰《归砚》。”《归砚录》成书于咸丰七年（1857），该书评述前贤，“上追《灵》《素》，下纂诸家”“学垂后世”，既介绍他本人的临床经验，又博采诸家之长，很有实用价值。咸丰十年（1860），王孟英应友人之邀游沪，到了上海之后，前来问诊之人甚多，于是将此间治案记载下来，题为《乘桴医影》。

王孟英生活贫困，深知民众的疾苦，认为食疗“处处皆有，人人可服，物异功优，久服无弊”。他食疗经验十分丰富，如称梨汁为“天生甘露饮”，西瓜汁为“天生白虎汤”，甘蔗汁为“天生复脉汤”。王孟英对饮食疗法论述颇丰，咸丰十一年（1861），王孟英著成《随息居饮食谱》，详述了331种药食的性味、功效和用法，并收录了一些民间食疗验方，是一本较为系统的食疗专著。

王孟英一生不仅著述丰富，辑录、评注、参订先贤医书而成者也很多，如《女科辑要》《医砭》《言医选评》《古今医案按选》《重庆堂随笔》《圣济方选》《柳州医话良方》《洄溪医案》等。此外，王孟英还辑录了民间单方验方、历代效方，以及经他亲自验证有确切疗效的编集成书，如《潜斋简效方》《四科简效方》《鸡鸣录》等。由此可见，王孟英不仅在医学上造诣颇深，并且在文献整理与修订方面做了大量工作，从而丰富了中国医学的文献宝库。

王孟英祖上家风醇厚，曾祖以下世代从医，曾祖父王学权、祖父王国祥、父亲王升都精通医学，曾祖父编著《重庆堂随笔》一书，未完稿便去世，后祖父与父亲相继对此书进行补充校订，皆未完成便病逝，王孟英接替这一工作，历经四代人之手终于成书。书中对于六气、虚劳、四诊、药性等多有独到见解，这对王孟英学术思想的形成起到了非常重要的基础作用。

（一）温病学思想

王孟英将温病分为“伏气”与“外感”，其所著的《温热经纬》亦以“伏气”“外感”为两大纲领。王孟英的伏气理论来源于《素问·生气通天论》中“冬伤于寒，春必病温”，并提出伏气温病的病因证治，春温与伏暑即属于伏气温病范畴。

（二）治疗上用药轻灵，注重养阴

王孟英用药常取轻灵之剂，他在《叶香岩外感温热篇》中引用华岫云的观点：“用药有极轻清、极平淡者，取效更捷。”对于重病，他亦认为“重病有轻取之法”。在温病、霍乱等病的治疗上，他偏向使用寒凉滋养的药物，临床常用药物有西洋参、麦冬、贝母、白芍、黄芩、竹茹、栀子、龙胆、羚羊角（现已禁用）、金银花等。

十三、李炳论“灾后大疫”

李炳，又名李钧，字振声，号西垣，生于1729年，卒于1805年，江苏仪征人，晚年多寓邵伯镇、瓜洲、北湖。生平著有《金匮要略注》二十二卷、《治疫琐言》（即《辨疫琐言》）一卷和《西垣诊籍》二卷等三部著作。除《辨疫琐言》外，其余两部著作均未见刊本，应该已经亡佚。李氏宗仲景《伤寒杂病论》，并结合自身医学实践，敢于对温病学经典名著《温疫论》中的理论及用药提出质疑，有理有据。对于疫病的认识有其独到见解，发明了临床颇有效验的治疫之方“清气饮”。李氏高度重视医学的实践性，经过缜密的临床观察及调查取证，验证了“大荒之后，必有大疫”的论点，并提出具体依据。不仅对当代疫病类传染病的研究和治疗提供了借鉴价值，而且为当代行医者树立了谨慎临床、理必穷究之治学严谨的职业榜样。

在为数不多的几位近代以来仍被记忆的清代医家中，李炳当属其中影响力较大的医生之一。他生前虽医技神奇、品性高洁，但由于不善逢迎、不合于时的性情，并不“闻达于世”，而身后却因某些偶然性机缘被后世人所追忆，而收获名医声誉。

李炳乃一介布衣，仕途上并未获任何功名，却有一定的文化素养，有著作问世，或可称之为“儒医”。与大多数儒医因举业不成而习医不同，李炳“幼习三世之书”，以此作为人生目标，并“幼习三世之书”。不过早年习医经历并不顺利，苦学不得其蕴，后辗转苦研儒学经典，乃学《周易》历经十年苦读，方才触类旁通得其精髓，顿悟阴阳消长之理，遂通“灵”“素”之旨。据《李翁医记》记载，李炳一次偷偷治愈了其师未能治愈的患者，其师很是欣喜，并曰：“子悟在出我上，何可在弟子列？急趋之悬牌。”自此，李炳开启了独立行医的生涯。从行医时间来看，他应当属于大器晚成。

在李炳壮年之时，曾因岁末避人而至苏州，苏州有患者“寐则咳，醒则已”，屡治不愈。李炳治以川椒，第二天咳即停止。《理堂日记》记载，因其医术奇特，有洪姓商人慕名“以五百年金聘李之楚，居楚者二年”。

乾隆四十四年（1779），李炳结识了著名哲学家、思想家焦循，并以“黑豆半升，蚕沙二两，为末服之”为药方，成功治愈了循父的臂痛；乾隆五十五年（1790），李炳再次成功治愈了焦循呕血之病；嘉庆元年（1796），焦循因儿病从浙江返回扬州，并请李炳诊视。其儿被治愈后，焦循将李炳行医称之为“神妙之事”；第二年，焦妻怀孕，“忽呕逆不已，每呕必厥，日十数度”。李炳不畏物议，独抒己见，坚持使用桂枝、干姜和黄连等药物，最终治愈焦妻之病；第二年焦妻产女后，呕逆旧疾复发，遂再请李炳诊视，然李炳认为，症虽类似，病实不同，乃治以甘草、芍药和阿胶等药，应手而愈。

嘉庆五年（1800），李炳完成了当今唯一存世的著作《辨疫琐言》，该书是作者依据《黄帝内经》《伤寒杂病论》等古代经典著作，结合自身的医学实践，对温病学经典名作《温疫论》中的理论及用药进行了继承和扬弃。尤其在治疗原则方面，敢于向前人提出质疑，对于瘟疫，他既不简单认同温补之法，但也反对一味攻伐，而主张采用比较温和“清通”之法祛除湿温之邪。李炳能够将经典论述与自身的实践和思考很好地结合起来，形成一套自己独到的治疗原则和方案。后李炳将《辨疫琐言》交请焦循批评，焦循在誊抄清本后，交给李炳，自己则留有底稿。此前，李炳已撰成《金匮要略注》，虽未能付梓，但焦循见过该书一半，并努力谋划出版事宜，但其愿望并未实现。

嘉庆十年（1805）六月，焦循幼孙因不幸误药而亡，随后，其独子也不幸身染重病。李炳得悉后，不顾自己年事已高，竭力施救，最终治愈焦子重病，令焦循甚是敬佩，称“余于此始恍然于忌之，谤之者真为庸医，而翁之医真能神也”。不久后，李炳突然染疾，很快便离开人世。李炳的去世，令焦循一家“弟之妻女儿媳无不陨涕恸哭”。为了使李炳的著述和事迹广泛流传，焦循很快便开始着手李炳著作的收集，并谋求刊印。并用自己的笔墨，在李炳去世前便撰成《李翁医记》，其去世后，又为其真情撰写“墓志铭”，在府志中留下李炳传记等。

李炳作为一代名医，勤于临证，外感内伤皆所擅长，且治病神效。他苦于《金匮要略》无善注，乃撰《金匮要略注》三十二卷，现已亡佚；读吴又可《温疫论》存疑惑，便著《辨疫琐言》以纠之，后被收录于《珍本医术集成》中，并于1936年刊行；录生平治验之案为《西垣诊籍》，启示后学。据现有记载，目前可见的资料共留下李炳四十个医案，其中成功治愈三十八例，另有两例则是成功地预测了患者的不治，充分显示了李炳的高超医技。尽管李炳生前贫困潦倒，并不重于当世，但因为结识了焦循，最终因为焦循的文字及帮助整理著作，幸运地在身后获得了较高的声誉，历史上留下了声名。李炳不仅是具有一定建树的温病学家，还是一位医术精湛、医德高尚的名医。

李炳自幼拜师学医，幼习医书，不得其要领，后学《周易》十年，方悟岐黄之术，洞察阴阳之道。有关他的医技论述，均在焦循等人的观察和记录中有所体现。《辨疫琐言》是李炳结合自己几十年的治疫经验著成的唯一一部留存于后世的医书。该书引述《黄帝内经》《伤寒杂病论》等经典之作，特别是后者用力颇深，大致看出其学术思想的形成主要是受《黄帝内经》和《伤寒杂病论》的影响，但又不完全拘泥于先人，能够结合自身实践，灵活并客观地将其理论应用于疫病的临床辨治过程中。以经典医著理论作为分析依据，将吴又可《温疫论》中与其治疫观点不符之处大胆且客观公正地提出。在充分继承《黄帝内经》《伤寒杂病论》及吴又可《温疫论》等前人经验的基础上，对疫病病因病机、诊断、辨治及用药方面对理论有了新的发挥与突破，为当代疫病类传染病的研究和治疗提供了一定的借鉴价值。

（一）指出“疫病见症异于太阳之表也”

从感邪途径来看，风、寒、暑、湿、燥、火六淫之邪致病，其邪从皮毛而入，为太阳经之所司，故出现发热恶寒、头身疼痛等一系列表证。疫邪致病，其邪从口鼻而入，心营肺卫，心肺俱居于膈上，若膈上被疫邪所壅滞，则营卫错乱，必然出现恶寒发热；又因足阳明胃经循经过头，疫邪壅扰于胃，故头痛；疫邪壅扰上、中二焦，周身经气运行被遏，故身痛。二者的感邪途径不同，但见症又有相同之处，因此，李炳从辨寒热、辨兼证、辨脉象几个方面对疫病与太阳表证做了详细鉴别。

（二）提倡“清轻开肺，芳香辟秽”为主治疗疫病

李炳认为疫邪系浑浊之地气，为汗秽之气、不正之气，治疗应轻清以开肺舒气，芳香以醒胃辟邪，以达“祛浊邪而复清阳”之目的，故自订轻清芳香、祛浊复清之方剂——清气饮，此方原用以治暑之方。《素问·阴阳应象大论》云：“寒伤形，热伤气。”纵观古人治暑方，如香薷饮、大顺散、人参白虎汤等类，发散温里清热，皆非治气之方，故自订此方应用于临床暑病治疗，颇为有效。后遭逢瘟疫流行之年，李炳察觉疫邪亦从口鼻而入，亦属伤气范畴，遂将此方移为治疫之主方。

（三）重视疫病验舌、辨斑疹之法

李炳对疫病舌诊、辨斑疹颇有心得。少时曾问诸前辈，得知舌诊即以舌之红黄黑白分寒热，以舌之燥湿分寒热，但待临床验证，则不尽然。如舌黑芒刺，舌红如朱，未必皆是热盛津伤之象；舌白如粉之干，舌白如腐之湿，未必皆是寒湿之象。以此得出，“全凭乎脉症，尚不足凭，何况区区之舌色”。经由李炳细心研究疫病之舌诊，指出疫气伤人二三日，舌上确有白苔，或如积粉，或如湿腐。舌苔如积粉，为肺气被疫邪所壅塞；舌苔如湿腐，乃因上焦如雾，弥漫而化水。

疫邪伤人四五日，舌心渐黄，此乃胃气不得升降，郁久成热，津液渐伤之象。病程愈久则津液愈伤，于是舌呈现焦黑芒刺。

此外，李炳还总结了疫病发斑特征。若疫邪在气分者，宣通之法可解疫；若疫邪在营分者，必得发斑而解。发斑在临床可分为斑和疹两种，成块平塌者为斑，颗粒成点者为疹。斑色红为热，紫为热甚，紫而带青，则不治。如见红紫成块之斑，清气饮去陈皮、半夏，加当归、赤芍、大黄以下之；疹有寒热虚实，李炳临证数十年，发觉疹证最多。临床上凡是将要发疹者，表现为发热、腹痛，或壮热、指尖冷，或昏闷、心烦等症，此乃疫邪达于营分所致。疹证以灯照之，隐隐有迹，若采用疏解法而不能外达者，为虚证，宜用补托法，如补中益气汤之类；疹证属寒者，宜用温散法，如葱姜之类；疹证属内实者，宜少加大黄以利之。

（四）总结疫病预防

1. *灾后大疫的启示* 李炳对“大荒之后，必有大疫”进行了临床检验及考证。据其考证，乾隆二十一年荒、二十二年疫和五十年荒、五十一年疫等几次大疫之原因，为彼时三伏无雨，故有亢燥之气郁遏土中。至当年秋冬时节虽有雨，但所遏之气已经凝结，水土不相和，形成阴闭于外、阳郁于内的局面。待交春雨水节气之后，地气上升，阴郁先起，故发病多为寒证，阳郁后起，多为热证。其对“灾后大疫”成因的考证，为疫病临床预防提供了切实的参考依据，具有一定的借鉴意义。

2. *先天禀赋的重要性* 对于疫病病情，李炳甚是强调人之先天禀赋之重要作用，并举例说明，乾隆二十二年，岁在丁丑，江苏大疫，其中固然是热证为多，但亦不乏寒证。李炳认为，出现寒热两种疫病的原因取决于人之禀赋。如素体阳虚之人，即使感染了疫邪，也多从寒化；而素体阳旺之人，再经过疫邪郁闭，其热势更甚。李炳以张仲景《伤寒论》阳明病篇“胃家实”的例子说明其观点，认为胃家实不是病证，而是原本阳旺之人，即胃气素实，被表邪侵犯，郁遏而为燥，遂成为三承气之实证。李氏强调人体“先天禀赋”对于疫病病情轻重之影响的论断，对于后世预防疫病具有重要的参考价值。

十四、雷少逸论四时之病

雷少逸，字松存，号侣菊，生于1833年，卒于1888年，祖籍福建浦城，寄寓浙江三县（今衢州），是清代著名温病学家，雷少逸平素喜好风雅，精于丝竹，亦擅书画，有医术、丝竹、书画三绝之美誉，研究医理益精，以医道盛行于世，有《时病论》及《医家四要》之作。

雷少逸的学医之路离不开父亲的影响。其父亲雷逸仙，原籍福建浦城，初学儒学，后因家境窘迫，弃儒而习医，且有幸拜师于程芝田门下，得其真传，道光年间，雷逸仙举家赴衢州，广施医术。雷少逸自幼随父习医，在其父亲影响下，承袭父业，根据《时病论·自序》的记载，雷少逸遵其父遗训："一岁中杂病少而时病多，若不于治时病之法研究于平日，则临证未免茫然无据。"在父亲的敦促下，雷少逸在临床上认真观察时病，并且"历览诸家之书，触类旁通，知常达变，渐有心得"，终于著成《时病论》《医家四要》，为后世人积累了不少诊治时病、温病的宝贵经验。

雷少逸重经典，勤临床，其学术思想源于《黄帝内经》和《伤寒杂病论》，同时吸收了温病学派的学术精华，以及从祖师程芝田、父亲雷逸仙一脉传承下来的时病证治思路，并选前贤治外感病之法加减运用，形成了完整的时病理法方药体系。

（一）据时令而诊疾病

雷少逸认为辨识外感病，应依据季节时令，并结合病候特点进行诊断。据时诊病就是要正确掌握一年四季温热凉寒的变化、二十四节气的更换，以及五运六气的流转运行规律等，这是雷氏学术思想体系的核心和基础，结合不同时令发病病因病机特点，对疾病予以确切诊断。

（二）据时令分而治之

雷少逸认为，对于外感病的治疗，需识时令而分治。时令亦称岁时节令，系季节和时序的变化。时令变化，各随其变而发生不同的外感疾病，因此，外感病呈现出病种多样性的特点。他指出，外感疾病"必按四时五运六气而分治之"，

《时病论·小序》云："春时病温，夏时病热，秋时病凉，冬时病寒，何者为正气，何者为不正气，既胜气复气，正化对化，从本从标，必按四时五运六气而分治之，名为时医。是为时医必识时令，因时令而治时病，治时病而用时方，且防其何时而变，决其何时而解，随时斟酌，此丰时病一书所由作也。"

（三）注意病位，以断轻重

雷氏对时病的辨证治疗，尤重以病位浅深判断病情轻重。雷少逸认为，发生在同一季节，感受同一时邪的病证，由于邪犯部位的浅深不同，其病情轻重悬殊，这一特性在新感病中表现得尤为明显。

（四）据时令而识新感与伏气

雷少逸认为，若要准确治疗时证，还应分明四时外感病的新感与伏气。所谓新感，在《时病论·春伤于风大意》中指出："所伤之新邪，感之即病，与不即病之伏气，相去天渊，当细辨之。"对于此类感邪即发的外感病，雷少逸多以当季邪气直接命名，如春时的新感有伤风、风寒、风热、中风、冒风等；夏时的新感有伤暑、中暑、冒暑、暑温、暑咳等；秋时的新感有秋暑、伤湿、中湿、秋燥等；冬时的新感有伤寒、中寒、冒寒、冬温等。对于伏气而病，雷少逸将其分为两类：一是隆冬感寒，伏而不发，郁久化热，来年春分之后，伏气自里达表；二是六气袭人，伏而不发，随四时六气更替，复感新邪，引动郁伏之气而发，一般比邪伏之时晚一季节。新感病的病机特点多以表证为主，多选用辛温解表法、解肌发表法、辛凉解表法、清凉透邪法、清凉透斑法；而伏气病病机特点多以里证为本、表证为标，治疗重点在里证，多选用清凉透邪法、清凉透斑法等，用轻清宣透之药，使"伏邪得透，汗出微微，温热自然得解"。总之，雷少逸谆谆告诫后人："凡治时病者，新邪伏气，切要分明，庶不至千里毫厘之失。"

（五）以法统方治时病

雷少逸治疗时病反复强调"不可拘于某病用某方，某方治某病"，善于用法而不用方，并以法统方治时病。在《时病论》书中，他对每一法的立法依据、治疗主证、药物组成都有详细的论述，却不冠方剂之名，即有法无方，创立时病治法六十则。这种用法代方，方法合一，诸法易于掌握，更适合临床，可谓一大创新。

第六节　近现代——疫病理论的发扬

一、近代疫病理论的汇通

近代，军阀混战，社会政治经济受到严重的摧残，人民生活极端困苦，医学的发展也变得缓慢。鼠疫、霍乱、天花、结核病、血吸虫等疾病更是大规模流行，加重了人民的疾苦。而西方医学的传入，也对中医学的发展产生了不小冲击，并形成了中西汇通医学学派，如张锡纯等人汇通中西医学理论论述疫病，继承并丰富了中医疫病学的内容。

（一）张锡纯以“毒”论疫

张锡纯，字寿甫，生于1860年，卒于1933年，河北盐山县人，中西汇通学派的代表人物之一，曾任奉天立达医院院长，著《医学衷中参西录》。全书约80万字，流传甚广。该书虽非疫病专书，但因张锡纯亲历东北地区的鼠疫、霍乱等疫病大流行，故积累了丰富的治疫经验，提出不少独到的见解。张锡纯指出温病可分为三种，且与疫病迥然不同，其云：“知温病大纲，当分为三端……一为春温……一为风温……一为湿温。”“至于疫病，乃天地之疠气，流行传染，与温病迥异。”列治温病方10首，治伤寒温病同用方8首，且单列治温疫温疹方3首，创青盂汤用于“治瘟疫表里俱热，头面肿疼，其肿或连项及胸。亦治阳毒发斑疹”。还指出吴又可达原饮为治疫之方，不可用治温病，详细论述了温病与疫病病机治法不同，其云：“达原饮，为治瘟疫初得之方，原非治温病之方也。疫者，天地戾气，其中含有毒菌，遍境传染若役使然，故名为疫。因疫多病热，故名为瘟疫（病寒者名为寒疫），瘟即温也。是以方中以逐不正之气为主。至于温病，乃感时序之温气，或素感外寒伏于膜原，久而化热，乘时发动，其中原无毒菌，不相传染。治之者唯务清解其热，病即可愈。”此外，在“论鼠疫之原因及治法”中指出“鼠疫之证流毒甚烈”，特以伤寒少阴立论鼠疫一病，“伏气发动，窜入少阴为病”，创坎离互根汤以治疗。对于霍乱一证，也主张以“毒”立论，采用解毒之法，创“急救回生丹”“卫生防疫宝丹”以治疗。张锡纯在书中有论有方，并附以验案，对指导后世温病、疫病的诊疗具有重要的参考价值。

（二）何炳元立时病疫病之大纲

何炳元，字廉臣，号印岩，生于1861年，卒于1929年，浙江绍兴人，曾任绍兴医学会会长，兼通中西医学，著《全国名医验案类编》《湿温时疫治疗法》《感症宝筏》《重订广温热论》等书。其中《全国名医验案类编》集近代名医验案三百余例，详述病者、病名、病因、证候、诊断、疗法、处方、效果。全书分为上、下两集，明确时病疫病的大纲，上集列风、寒、暑、湿、燥、火的四时六淫病案；下集列温疫、喉痧、白喉、霍乱、痢疫、痘疫、瘄疫、鼠疫八种传染病案。此外，何炳元以戴天章《广瘟疫论》为基础进行增补，改名为《重订广温热论》，强调“伏气温热，皆是伏火”，伏火又有湿、燥之分，对于温热病提出自己的治疗心得，认为首用辛凉以清解表热，次用苦寒以清泄里热，终用甘寒以补救津液。

（三）吴锡璜汇通中西论温疫

吴瑞甫，字锡璜，号黼堂，生于1872年，卒于1952年，厦门同安县（今福建省厦门市同安区）人，著《中西温热串解》《八大传染病讲义》《奇验喉症明辨》《伤寒纲要》等书。吴瑞甫注重中西医学的融会贯通，指出：“世界至今，医学进步，一日千里，倘墨守旧诀，不旁通而博考之，与赵括读父书何异？故今日之医术，乃革新之医术，非抱残守缺之医术，亦新旧互参之医术，非舍国粹至精之微之学而不用，徒为弃旧迎新之医术也。”他吸取西方细菌学理论对于传染病的解释，更以中医学为立论根基，将中医气化理论与西方细菌学理论相融合，对中医疫病学理论的创新与发展具有重要的指导意义。

（四）恽铁樵汇通中西论霍乱

恽铁樵，名树钰，生于1878年，卒于1935年，江苏武进县（今江苏省常州市武进区）人。曾任教于上海商务印书馆，后因他的三个儿子均死于伤寒病，而弃文从医，致力于医学。他十分推崇《黄帝内经》《伤寒论》等经典理论，但同时也强调中西医学应取长补短，是中西汇通学派的代表人物之一。其著作颇丰，包括《群经见智录》《伤寒论研究》《温病明理》《霍乱新论》等。其著作《温病明理》，重在辨伤寒温病之异、探究温病与三焦的关系，并对各温病名家的理论予以评述，提出个人独到的见解。民国时期，霍乱危害最甚，尤其在恽铁樵晚年，江苏霍乱更为严重，故著《霍乱新论》，由其口授女儿慧庄执笔。书中汇通中西医学论霍乱的产生原因、病理、鉴别及用药等内容。

（五）余伯陶论疫病体质差异

余伯陶，字德埙，号素庵，生卒年不详，江苏嘉定（今上海市嘉定区）人。曾任上海神州医药专门学校校长，时值上海鼠疫泛滥，余伯陶以《鼠疫汇编》与《鼠疫约编》为基础，并加以点评，编撰《鼠疫抉微》。其强调人体体质的差异性，认为地域不同，人的体质亦不同，将人的体质分为肝阳素盛、素体气虚、素体血虚等，并以罗氏加减解毒活血汤辨证治疗。此外，还著有《疫症集说》《救急便览》等书。

二、现代疫病理论的发扬

中华人民共和国成立以来，党和政府十分重视中医药事业的传承与发展，使得中医疫病学也得以发扬。

1949年以来，我国开展了几次大规模古医籍整理出版工作，其中包括许多温病学著作，如《温疫论》《温热暑疫全书》《温病条辨》等，这些古医籍的几经再版，使中医温病学、疫病学的相关理论得到了广泛传播。与此同时，对温病学、疫病学的相关概念进行了规范，对其相关理论也展开了深入研究。

1956年以后，全国各地相继建立起高等中医药院校，《温病学》《中医疫病学》等专业课程也相继开设，不仅综合古代温病学、疫病学各家之长，更汇集现代研究进展，在温病学、疫病学理论知识得以传播的同时，也在临床上得到了广泛应用。20世纪50年代河北石家庄流行的乙型脑炎，用白虎汤加味进行治疗，收效显著。进入21世纪，大规模流行的传染性非典型肺炎，运用中医温病学的理论与方法参与治疗后，更是彰显了中医药的特色。尤其是近年来在多国暴发的急性传染病的治疗中，中医药再一次发挥了它的优势，不仅最早控制住疫情的大规模流行，而且在短时间内使患者得到有效救治，中医温病学、疫病学的理论和治疗方法在抗疫过程中发挥了重要作用。

从人类疾病谱来看，在各类疾病的死亡人数中传染病居首位，人类健康还在不断经受各类急性传染病和感染性疾病的威胁。而中医药是一座伟大的宝库，党的十八大以来，习近平总书记指出，中医药学凝聚着深邃的哲学智慧和中华民族几千年的健康养生理念及其实践经验，是中国古代科学的瑰宝，也是打开中华文明宝库的钥匙。因此，应该深入挖掘中医疫病学的理论，充分发挥其特色与优势以指导临床实践，传承精华，守正创新。

下篇

疫病防治策略篇

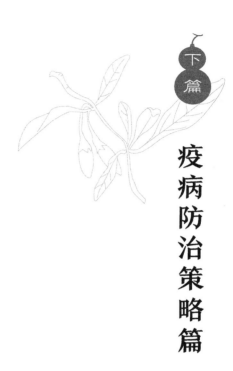

第三章

疫病发病学

第一节　中医疫病发病与地域因素

疾病的发生是多因素的，人类疾病与健康状况的空间分布与变迁规律早已成为一门新兴学科。《自然科学学科辞典》指出，医学地理学，又称地理医学，是研究地理环境对居民健康的影响和疾病在地理环境中的发生及其分布规律，合理利用和改善地理环境以保护居民健康，预防疾病的科学。在中国几千年的历史长河中，人们很早就认识到疾病的发生具有明显的地域性特点。《黄帝内经》以五方之域的不同地理特点分析易于产生的疾病及对应的治疗方法，开启了地域医学的先河。历代对中医地域医学的研究不断深入。著名医家谢观曾言："吾国地大物博，跨有寒温热三带，面积之广，等于欧洲。是以水土气候、人民体质，各地不同。"中国疆域辽阔，地形各异，地域环境差异较大，对人体的体质健康及疾病不同种类的发生都有着一定的影响。

所谓"时势造英雄"，温病和疫病的流行促使医家不断地精进医术，探寻新的理论与治疗方法，并以此著书立说，传于后世。故以中医"因地制宜"理论为指导，通过《中国医籍考》《宋元明清医籍考》，以及李经纬主编《中医人物词典》等文献资料，梳理有关温病学和疫病学相关理论和专著及医家，筛选较有影响力、有独到见解、流传较广的著作，从中确定医家及其行医地域，探究各时期名家医著医案中疫病发生的性质及其特点与地域因素的相关性，挖掘各局部地域发病规律及特点，为建立可预测、可预防、个体化的中医疫病预警模型提供借鉴。

一、先秦至晋唐时期疫病地域分布

先秦至晋唐时期为疫病研究发展的萌芽阶段，从整体来看，此时期《黄帝内经》虽然指出了地域环境与人体疾病之间的密切关系，但对于温病与疫病的发病因素尚集中于气候因素的探究中，地域因素的研究较少，且无专门的温病学和疫病学著作。据《温病源流论》一书统计，《黄帝内经》中明确记载温病病名的十二篇，六十余处，包括温病、温疫、大疫、五疫、温疠等。如《素问·阴阳应象大论》记载"冬伤于寒，春必病温"，《素问·六元正纪大论》中有"寒来不杀，温病乃起”“气乃大温，草木乃荣，民乃病，温病乃作”，虽对温病与疫病的认识逐渐加深，但多认为与四时气候异常密切相关。此后，《难经》《伤寒论》《金匮要略》《肘后备急方》《诸病源候论》《备急千金要方》《千金翼方》及《外台秘要》等医籍中，均有对温病与疫病的论述，但基本承袭《伤寒例》“凡时行者，春时应暖，而反大寒；夏时应热，而反大凉；秋时应凉，而反大热；冬时应寒，而反大温”之说，认为温病、时行疫气均为气候的异常所致，较少谈及其与地域的关系。

巢元方的《诸病源候论》分类详明，首列时气病、温病、疫疠病诸候，对此进行专篇探讨。在《诸病源候论·疫疠病诸候》中指出：“夫岭南青草、黄芒瘴，犹如岭北伤寒也。南地暖，故太阴之时，草木不黄落，伏蛰不闭藏，杂毒因暖而生。”巢元方认为，南北地域不同，导致疫病有寒热之别，北方干燥寒冷，南方温和潮湿，故多发温毒疫气。

唐代孙思邈在《备急千金要方·辟温》中首次提出温病阴阳毒一说，创制方药清热凉血以治疗温病，并提出医者应充分考虑地域之不同，用药也应不同。其言：“凡用药，皆随土地所宜。江南、岭表，其地暑湿，肌肤薄脆，腠理开疏，用药轻省；关中、河北，土地刚燥，其人皮肤坚硬，腠理闭实，用药重复。”

先秦至晋唐时期，因未形成专科著作，以论述温病和疫病学理论的医家作为研究对象，共纳入医家六人，其中张仲景地处河南南阳；王叔和地处山东微山；葛洪虽为江苏人，但在广州修道著述；巢元方、孙思邈、王焘（山西太原人，后迁至陕西）均在陕西。从纳入医家的行医地域来看，先秦至隋唐疫病的发生主要以北方地区为主，分布较为均衡地出现在政治经济文化集中的黄河中下游区域，如陕西、山东、河南等地，这也与唐代以前我国政治经济文化的中心以黄河流域一带为主相吻合，一则当时的西安、洛阳等地由于人口密度大，成为疫情多发地，二则南方地区人口稀少，对疫情的记录也有一定的欠缺。

二、宋金元时期疫病地域分布

宋金元时期为温病与疫病学的成长阶段，仍旧没有出现专门的温病学和疫病学专著，但对温病与疫病学的认识有了较大的进展，并开始注意到地域与温病和疫病发生的相关性。纳入论述有关温病与疫病理论的医家十二人，其中浙江四人（朱肱、陈言、施发、朱丹溪），江苏两人（滕伯祥、王履），河南两人（郭雍、李杲），安徽一人（程杏轩），河北一人（刘完素），湖北一人（庞安时），福建一人（汤尹才）。

庞安时、朱肱等人仍沿袭《伤寒例》《备急千金要方》之论，将温病分为新感温病、伏气温病，并开始注意到气候、地域环境、个人体质与温病治疗之间的关系，强调西北与江淮之地的用药差别。其言："桂枝汤，自西北二方居人，四时行之，无不应验。自江淮间，唯冬及春初可行。自春末及夏至以前，桂枝证可加黄芩半两；夏至后有桂枝证，可加知母一两，石膏二两，或加升麻半两。若病患素虚寒者，正用古方，不再加减也。"

陈言在《三因极一病证方论》中除了指出非时的温暖之气或清寒之气可以导致疫病以外，还强调地域环境是疫病发生的关键因素，不容忽视。其云："况疫之所兴，或沟渠不泄，滀其秽恶，熏蒸而成者，或地多死气，郁发而成者，或官吏枉抑怨，讟而成者，世谓狱温、伤温、墓温、庙温、社温、山温、海温、家温、灶温、岁温、天温、地温等，不可不究。"

宋金元时期，从纳入医家的行医地域来看，温病发生的地域化开始显现，宋代开始，从晋唐以前以黄河流域为中心，逐渐转为以长江流域为中心，尤其至南宋偏重于长江及其以南地区。其一，是由于宋王朝的南迁，人口大规模的迁移，导致南方人口数量的激增，使得"阳之所胜之处""雾露所聚之地"患"温病""湿病"的人口基数大量增加；其二，政治经济文化中心的转移，江苏、浙江一带逐渐成为水陆交通的枢纽，都加剧了疫病的传播；其三，原本北方医家所善用的伤寒之法不能起效，使得南方地区对疾病的诊疗经验也迅速成长起来，对疫病的研究愈加深入。金代主要位居北方，所以其所列医家集中在北方地域。元代则是集中在长三角为主的江苏、浙江、安徽三个地域。可见，整个宋金元时期疫病的分布区域以由北方为主，逐渐转为以长江流域及以南地区占据 2/3。

三、明清时期疫病地域分布

明清时期是中国历史上疫情暴发的高峰期，也是温病学和疫病学发展的成熟阶段，温病学和疫病学的专科著作广泛出现，种类繁多，内容丰富，并形成了温病学理论体系。因此，明清时期便出现了温病学和疫病学专著。根据《宋元明清医籍年表》统计，宋元明清温病学著作一百三十六部，其中宋代无专科著作，元代温病学和疫病学专著一部（已列入第二阶段）；明代温病学和疫病学专著六部，涉及医家五人，浙江二人，江苏一人，江西一人，陕西一人；清代温病学和疫病学著作一百二十九部，涉及医家一百一十三人，地域不详十六人，共计九十七人次在统计之列，其中江苏三十四人，浙江二十四人，山东五人，湖南五人，湖北四人，安徽四人，广东四人，四川三人，江西三人，河南三人，上海二人，福建二人，天津二人，河北一人，辽宁一人。

从纳入医家的行医地域来看，明代正处于积淀发展阶段，温病学和疫病学理论虽然在大量医学著作中有所记述，但专科著作远不及清代，纳入的医家主要行医分布区域为江苏、浙江、江西、陕西。从清代纳入医家的地域分布来看，温病和疫病分布较多的地域第一名为江苏（占 35.1%），第二名为浙江（占 24.7%），两者之和达半数以上，地域化特点十分明显。其中，江苏以平原为主，是中国地势较低的一个地区，且地处江淮沂沭泗五大河流下游，水资源非常丰富，以致洪水肆虐，水患过后则易导致瘟疫大面积蔓延；同时，江苏地处淮河与京杭大运河交汇点，是我国东西南北各地经济文化交往必经之地，加剧了疫情的传播与扩散，致使疫情不仅频发，而且地域之广，极为严重。正如叶天士在《温热论》中所说："吾吴湿邪害人最广。"吴地包括今江苏、上海大部和安徽、浙江、江西的一部分，相当于今长江三角洲地区，位于长江下游，是长江入海之前形成的冲积平原，地处江、海交汇之地，此处河川纵横，湖泊星罗棋布，是中国河网密度最高的地区，故湿气甚重。且吴地属于典型的亚热带季风气候，其最突出的特征就是夏季高温多雨，湿热并重。谢观指出："以苏浙而论，长江以南，钱塘以北，纵横五十余县境，皆太湖盆地也。土浅水多，蚕桑稻米之利，为全国上腴。然因海洋气候之蒸发，湿温证独多。"又因吴地到明清时期早已成为经济文化中心，漕运、盐运枢纽，人口稠密，流动性大，也是温病和疫病广为传播的一大因素。

据龚胜生教授对我国瘟疫灾害的时空变化研究指出，我国疫灾的发生具有人口密度依赖和空间蔓延的特性，因此，在人口密度较高的沿海地区（如长江三角洲）和人口流动性较强的交通枢纽城市（如兰州、武汉、上海等），以及交通要道沿线（陆路如甘肃河西走廊，水路如大运河沿线），形成了疫灾高发区。正因为如此，清代的温病四大家均生活在此地，叶天士、薛雪为江苏吴县（今属江苏省苏州市）人，吴鞠通为江苏淮阴人，王士雄为浙江杭州人。此外，山东、湖南、湖北、江西、广东也是疫情好发地。从山东地理位置来看，地处华东沿海、黄河下游，濒临渤海、黄海，以山地丘陵为主，平原盆地交错分布。西北部为平原地貌，且京杭大运河的中北段途径，水路交通便利，更有利于疫病的传播。湖南省地处长江中游，三面环山，由云贵高原自西向东向江汉平原过渡，属于大陆性亚热带季风湿润气候，光照、温度、水资源丰富，特殊的地域环境为湿热病的滋生与传播提供了条件，也推动了医家对温病与疫病学理论的研究与探讨。同时，湖南省是连通长江中游与岭南地区、西南地区的桥梁，如在清代十三个府州中，毗邻两广的永州、郴州，虽社会经济文化水平并不高，但地理位置优越，地处南岭北麓，不仅山地地区的湿热气候为疫病的产生提供了温床，跨区域贸易也促使了两广地区疫病的传入。

所谓一方水土养一方人，历代医家对温病学和疫病学相关理论的研究表明，先秦两汉时期我国疫病研究主要分布于黄河中下游地区；至晋唐仍以黄河流域为中心，对温病和疫病研究的地域分布明显与人口密度相关，集中于西安、洛阳等人口密度大的区域；宋金元时期对温病与疫病学的认识有较大发展，更由于宋王朝的南迁，带动了南方医学的发展，对温病和疫病的研究区域有较大改变，由以黄河流域为中心转为以长江流域为中心；明清时期对温病和疫病研究的分布地域化明显，江苏排名第一，紧随其后的是浙江，形成了主要以长三角等东南沿海地区为主的分布特点。此外，山东、安徽、湖南、湖北、江西、广东等交通便利、人口流动大的地区也成为温病和疫病的好发地。为此，应当明确地域环境与疫病发生的相关性，挖掘各局部地域发病规律及特点，从而为建立可预测、可预防、个体化的中医疫病预警模型提供借鉴。

第二节　中医疫病发病与气候因素

中医防疫历史悠久，历代医家对疫病的认识与防治有着丰富且详尽的记述，并形成了完整的体系，为我们留下了大量的古医籍。通过《中国医史年表》《中国通史大事年表》《中国历史大事纪年》等文献资料统计历代疫病发生情况，其中以文献记载“死者大半”“死者十有八九”“多绝户者”等为大疫，并以时间为序，挖掘2000多年气候变迁对疫病发生的影响，探讨历代疫病发生与气候之间的关系，总结和揭示气候因素所致疫病的发生规律。

我国有关疫病的文字记载，最早可以追溯至殷商时期的甲骨文。有"降疾""雨疾""疾年"的记载，强调了疫病发生的流行性、传染性。西周时期《周礼》记载："四时皆有病疾，春时有痟首疾，夏时有痒疥疾，秋时有疟寒疾，冬时有嗽上气疾。"《左传》云："天有灾疠。"《礼记》记载："孟春行秋令，则民大疫。""季春行夏令，则民多疾疫；仲夏行秋令，民殃于疫；孟秋行夏令，民多疟疾。"以上均表明我国很早就已经认识到疾病的发生与四时气候变化有一定的关系。

一、先秦两汉时期

根据中国科学院院士、气象学家竺可桢对我国近5000年的历史气候研究，春秋战国至秦、西汉气候相对温和，自公元1世纪初，气候趋于寒冷，并持续下降，直至3世纪后半叶，寒冷已达到峰值，到6世纪末才开始转暖。这个寒冷期覆盖了新王莽、东汉、三国、两晋南北朝时期。王子今在《秦汉时期气候变迁的历史学考察》中也指出，两汉之间经历了由温暖期向寒冷期的巨大演变。

从春秋战国至秦（前770—前207），由于气候温和，仅发生两次大疫，分别为赵国大疫、秦国大疫。《史记·赵世家》载："惠王二十二年（前655），赵国大疫。"《史记·六国年表》载："烈王七年（前369），秦国大疫。"西汉从前206—9年的二百余年中，气候持续温和，也仅仅发生四次疫情，相当于近五十年发生一次疫情。其中前181年发生暑湿疫，《汉书·南粤传》载："汉高后七年，庚申年，南粤暑湿大疫。"应与气候温热有一定的关系。

自公元1世纪初，气候发生转变，由温和转为寒冷。新王莽（9—23）仅存十四年，大疫三次，据《后汉书》记载："新王莽始建国三年（11）……大疾疫，死者过半。""新王莽天凤三年（16），二月大疫……击句町，士卒疾疫，死者什六七。""新王莽地皇三年（22）……大疾疫，死者且半。"

东汉时期（25—220）发生疫情二十八次，其中大疫二十二次。尤其从151—219年，大疫频发，每十年间暴发三次凶险的疫情。据《后汉书·桓帝纪》载："元嘉元年（151），春正月，京师大疫。""二月，九江、庐江大疫。"《后汉书·五行志》载："延熹四年（161），正月，大疫。""光和五年（182），二月，大疫。""中平二年（185），正月，大疫。"《后汉书·皇甫规传》载："延熹五年（162）……皇甫规在陇右，军中大疫，死者十有三四。"《备急千金要方》载："建宁二年（169）……疫气流行，死者极众。"《后汉书·灵帝纪》载："建宁四年（171），三月，大疫。""熹平二年（173），春正月，大疫。""光和二年（179），春，大疫。"从221—264年的三国时期，气候更趋于寒冷，据记载曹操在铜雀山种橘，只开花不结果。《三国志·魏书·文帝纪》载："黄初六年，行幸广陵故城临江观兵，戎卒十余万，旌旗数百里。是岁大寒，水道冰，舟不得入江，乃引还。"225年曹丕到淮河广陵视察士兵演习，淮河冻结，演习停止，这是有记载的第一次淮河结冰。可见，此时寒冷正在逐步加剧。三国四十年间发生疫情九次，其中大疫占八次，分别为222年、223年、234年、235年、242年、252年、253年、255年，几乎连年不绝，一场大疫可延续2~3年，大疫占比达到了88.89%。《宋书·五行志》载："黄初四年（223），三月，魏、宛、许大疫，死者万数。"在人口数量不多的东汉，死者万人，可谓死亡率极高。《太平寰宇记·剑南西道》载："黄初六年（225）……诸葛亮行军云南，兵士染疟，死者甚众。"《三国志·魏志·明帝纪》载："青龙二年（234），夏四月，魏大疫。""青龙三年（235），春正月……魏，京都大疫。"《三国志·卷四十八·三嗣主传》载："太元二年（252）……夏四月，围新城，大疫，兵卒死者大半。"

从季节月份来看，东汉至三国的大疫中有明确季节月份记载的共十七次，大多发生在十二月至次年四月的冬春之际，共十六次，占94.12%，仅有一次疫病发生于九月。生活在东汉末年的张仲景，在《伤寒杂病论》中感慨："余宗族素多，向余二百，建安纪年以来，犹未十稔，其死亡者三分有二，伤寒十居其七。"正如《曹集诠评》中曹植曾记载："建安二十二年，疠气流行，家家有僵尸之痛，室室有号泣之哀，或阖门而殪，或覆族而丧。"可见，东汉末年至三国时期疫病的大流行与寒冷的气候变化密切相关，寒冷的气候也是仲景创麻桂之剂的客观条件。

二、两晋南北朝时期

初年以来的寒冷气候一直持续到6世纪，故两晋南北朝气候仍以寒冷为主流，疫病的发生频次虽没前代频繁，但依旧不减。《三国志·吴志·孙亮传》载：

"嘉平五年（253），四月，新城大疫，死者大半。"《宋书·五行志》载："泰始九年（273），吴疫，三年内仅京都死者竟达十万。""咸宁元年（275），十一月，大疫，京都死者十万人。""太元元年（376），冬，大疫，延至明年五月，多绝户者。"《北史·魏本纪》载："隆安元年（397），八月，北魏大疫，人与马牛死者十有五六。"《魏书·灵徵志》载："魏皇兴二年（468），十月，豫州疫，民死十四五万。"西晋（265—316）五十二年间，发生疫情十二次，其中大疫七次。

东晋（317—420）一百零四年间，发生疫情十四次，其中大疫十次。南北朝（420—581）一百六十二年间，发生疫情十六次，其中大疫五次。但此时在疫病发生的季节月份上出现了明显的改变，由汉魏时期冬春发病开始转向夏秋发病。有明确季节月份记载的共二十五次，五月至十月发病十四次，占 56%；春季发病四次，占 16%；冬季发病七次，占 28%。这大概为王叔和"以伤寒为毒者，以其最成杀厉之气也，中而即病者名曰伤寒，不即病者，寒毒藏于肌肤，至春变为温病，至夏变为暑病，暑病者，热极重于温也"的理论奠定了基础，也为后世伏气温病说提供了依据。

三、隋唐时期

从 6 世纪末至 10 世纪初（589—907），中国气候开始变暖。在 7 世纪中期，650 年、669 年和 678 年，冬季的长安无雪无冰，甚至在当时的长安可以种梅和柑橘这样不耐寒的植物。而在比较温和平稳的气候环境中，疫病的发生明显地减少，但气候的炎热也使得疫病多发。隋代（581—618）三十八年间发生疫情三次。唐代（618—907）二百九十年间发生疫情共二十次，平均每 14.5 年一次，其中大疫八次，且多与温热气候相关。

从季节月份来看，隋唐时期有明确季节月份记载的共十三次，几乎均发生在春末和夏季，占 92.3%。《北史·隋本纪》载："隋大业八年（612），大旱疫，人多死，山东尤甚。"隋初便因为炎热气候致旱灾而引发疫病。《旧唐书·中宗纪》载："唐垂拱三年（683），是春自京师至山东疾疫，民死者众。"《新唐书·五行志》载："唐景龙元年（707），夏，自京师至山东、河北疫死者千数。""唐宝应元年（762），江东大疫，死者过半。"《旧唐书·德宗纪》载："唐贞元五年（789），是夏，淮南、浙东西、福建等道旱，井泉多涸，人渴乏，疫死者众。"

可见，隋唐时期多以温热为患，从林亿等人校正孙思邈《备急千金要方》"后序"中可以看到："尝读《唐令》，见其制，为医者，皆习张仲景《伤寒论》、陈延之《小品方》……王焘《外台秘要》……则仲景之法，十居其二三，《小品方》十居其五六。"可见，气候的温热也使得《伤寒论》在隋唐时期并未取得独尊地位，而到宋代开始大兴。

四、宋金元时期

宋金元时期的气候属于寒热反复交替的时期。自唐灭亡以后，气候开始从温暖期向寒冷期过渡。从疫情发生频率来看，北宋（960—1127）一百六十八年间发生疫情二十三次，平均每 7.3 年一次，且以热、暑、旱、瘴疫等关键词居多。

从疫情发生季节月份来看，多以五六月为主，占 50%；夏秋之交占 20%，2、3 月占 30%。因此，处于由温转寒过渡期的北宋疫情发生频率并不高，且可见热邪、暑邪为患的疫情多有发生。《宋史・五行志》载："宋淳化三年（992），六月，京师大热，疫死者众。""宋天圣五年（1027），夏秋大暑，毒气中人。"《文献通考・物异》载："宋咸平三年（1000），江南频年旱，多疾疫。""宋明道二年（1033），南方大旱，因饥成疫，死者十有二三。"《外台秘要》载："宋皇祐三年（1051），南方州军，连年疾疫瘴疠，其尤甚者，一州有死十余万人。"《梦溪笔谈・神奇》载："宋熙宁八年（1075），南方大疫，两浙贫富皆病，死者十有五六。"

12 世纪初，气候变化加剧，寒冷尤甚，出现了晚春四月降雪，阳历十月遍地雪，运河结冰的景象。《宋史・五行志》载："南宋隆兴二年（1164）冬，淮甸流民二三十万避乱江南，结草舍遍山谷，暴露冻馁，疫死者半，仅有还者亦死。"近百年的寒冷，12 世纪刚刚结束，气温便开始回升，持续到 13 世纪的后半叶，此后又进入寒冷期。气候的剧烈变化，使得疫病的发生频率增加，南宋（1127—1279）一百五十三年较北宋发生疫病显著上升，且凶险程度增加。共发生疫情五十五次，平均每 2.78 年一次，其中大疫二十五次。有明确季节月份的二十三次，主要集中在春夏之际或者 2—6 月，占 95.65%。《宋史・五行志》载："南宋建炎元年（1127），三月，金人围汴京，城中疫死者几半。""南宋绍兴元年（1131），六月浙西大疫，平江府以北，流尸无算。"《三因极一病证方论》载：

“南宋绍兴九年（1139），京师大疫，汗下皆死，服五苓散可愈。”《宋史·五行志》载：“南宋绍兴二十六年（1156），夏，行都大疫，高宗出柴胡制药，活者甚众。”“宋嘉定二年（1209），夏，都民疫，死去甚众，淮民流江南者，饥与暑并，多疫死。”作为“火热论”创始人的刘完素正好生活在由寒冷期过渡到温暖期的一个时代，他提出“六气皆从火化”的学术主张，这可能与气候的变迁也有一定的关系。

元代（1270—1368）近百年的历史中，疫情频发，共二十八次，其中大疫十七次。此外，还多出现饥疫、旱疫，其中饥疫五次，旱疫三次。《续文献通考·物异》载：“元大德元年（1297），八月真定、顺德、河间旱疫；河间之乐寿、交河疫死六千五百余人。十二月，般阳路饥疫，兵多死于瘴疠。”“元至治二年（1322），恩州水，民饥疫，十一月，岷州旱疫。”《元史·文宗本纪》载：“元至顺三年（1332），宜山县饥疫，死者众。”《续文献通考·物异》载：“元至正十四年（1354），四月。江西、湖广大饥，民疫疠者甚众；十一月，京师大疫。”《元史·五行志》载：“元至正十八年（1358），夏，汾州大疫，京师大饥疫。”这大概与13世纪后半叶气候的又一次大转变有关系，元代气候的剧烈变化可引发自然生态环境的改变，致使以农耕生产为主的民族无法维持生计，饥荒频发。自然环境的改变又会带来人口的大量迁徙，使疫情的传播加剧。此外，元代的社会动乱也是疫病频发的一个重要因素。

五、明清时期

明清时期依旧为不均等的寒温交替分布。寒冷期主要在1470—1520年、1620—1720年、1840—1890年，温暖期在1550—1600年、1770—1830年。从疫情分布上来看，明代早期（1368—1435）疫情极少，据《中国医史年表》记载：从1368年明代至1407年无疫情，1414—1443年无疫情。1408—1413年这六年间发生四次疫情，其中三次大疫，《明史·五行志》载：“明永乐六年（1408），戊子年，正月，江西建昌、抚州、福建建宁、邵武，自去年至是月，疫死者七万八千四百余人。”“明永乐八年（1410），庚寅年，登州、临海诸州县，自正月至六月，疫死者六千余人。”“明永乐十一年（1413），癸巳年，六月，湖州三县疫；七月，宁波五县疫；邵武大疫，绝死者万二千户。”明代中后期疫情开始频发，至明代后期达到高峰。《明史・五行志》载："正统九年，甲子年，冬，绍兴、宁波、台州瘟疫大作；及明年（1445）死者三万余人。""明成化十一年（1475），乙未年，八月，福建大疫，延及江西，死者无算。"《名医类案・瘟疫》载："明成化二十一年（1485），乙巳年，新野疫疠大作，死者无虚日。"《都公谭纂》载："明弘治六年（1493），癸丑年，吴中大疫，常熟尤甚，多阖门死。"《明史・五行志》载："明万历十年（1582），壬午年，四月，京师疫，霸州、文安、大城、保安，患大头瘟证，死者枕藉。"《万病回春》载："明万历十四年（1586），丙戌年，大梁瘟疫大作，甚至灭门。"明代中期（1436—1582）平均5.25年发生一次大疫，明代后期（1582—1644）平均每4.5年发生一次大疫。尤其从1582～1589年，八年时间中有六年连连暴发大疫。从1639—1644年，每年暴发大疫。可见明代疫情逐年加重，至明代晚期最为严重。从季节月份来看，疫情主要发生在4—7月，占比59.3%，其他月份均少见。

清代二百六十八年间（1644—1911）疫病有增无减，达到历史最高，疫情发生的频率也远远高于明代。清代早期（1644—1720）处于寒冷时期，此时平均每2.3年发生一次疫情，至清中期（1720—1840），迎来了一个相当长的温暖期，可温暖期却成为疫病大暴发时期，平均每1.85年暴发一次疫情。《清史稿・灾异志》载："清雍正元年（1723），秋，平乡大疫，死者无算。""清雍正二年（1724），六月，阳信大疫。""清雍正五年（1727），夏，揭扬、海阳大疫；秋，澄海大疫，死者无算；冬，汉阳疫，黄冈大疫，钟祥、榆明疫。""清雍正六年（1728），三月，武进、镇洋大疫，常山疫；四月，太原疫，井陉疫，沁源疫，甘泉疫，获鹿疫，枝江疫，崇阳、蒲圻、荆门大疫。夏，巢县疫，山海卫、郧西大疫。""清雍正十年（1732），崑山大疫，死者数千人；夏，会城疫。""清雍正十一年（1733），镇洋大疫，死者无算；昆山疫；上海、宝山大疫。"从疫情发生的季节月份来看，五月发生最多，占比14.8%，紧随其后的是六月，占比11.72%。整体来看，疫情集中在5至8月，占54.7%，3月、4月所在春季占比20.3%，9月、10月、11月的秋季占14.8%，12月、1月、2月的冬季占13.3%。可见，清代疫情不仅在温热的年份发生频率高，而且季节也以夏春季为主。以温热之邪为主的特点，为温病学派的产生提供了条件，所谓"时势造英雄"，清代的温病四大家基本上都生活在1720—1840年这一相对温暖的历史时期，其地域也主要分布在江浙温暖湿润之处，如叶天士（1667—1745）、薛生白（1681—1770）、吴鞠通（1758—1836）、王孟英（1808—1867）。

疫病的流行是促使医家不断研究治疗方法和著书立说的重要因素，因此据《宋元明清医籍年表》统计，明清时期撰写温病学和疫病学专著多达一百一十六部，其中清代一百零七部，而明以前尚无温病学、疫病学专著。且王侃等统计《全国中医图书联合目录》中有关四时温病的专著发现，产生于相对寒冷时期的专著仅占总数的33.98%，而产生于相对温暖时期的著作却占了总数的66.02%，二者之比约为1∶2。

自然气候的变化并不是疫情发生的决定性因素，但气候的极寒、温燥等异常变化确实成为影响疫情频发的因素之一，决定着疫情的性质，自然气候条件不仅改变生态环境，也影响着人体的内环境，为疫情的频发提供了条件。古往今来，气候环境的变迁对疫病的发生、流行具有不同特征的影响，明确气候环境对疫病发生的作用机制，可以更好地防治四时疫病的发生，以及应对层出不穷的新型传染病也有重要的现实意义。

第三节　中医疫病发病与运气理论

中医运气学理论以宇宙时空整体恒动观为理论依据，阐述自然环境及气候变化对人体生命规律的影响，运气学理论来源于《黄帝内经》运气七篇大论。《黄帝内经》认识到天地、四时、阴阳的气化运转化生了世间万物，是天地万物化生的基础。阐明古人的生命观，即万物生息皆因天地阴阳感召化和，人与自然息息相关。天地阴阳的消长盈亏，影响物候及万物生命规律的变化。正常的运气变化是宇宙万物生息的基础，同时异常的运气变化则会导致气候物候异常变化，导致人体发生疾病。运用运气理论推演值年的运气格局，对判断气候变化、疾病性质、流行趋势，指导疫病预防、治疗具有重要意义。

一、运气学与疫病发病学研究

《黄帝内经》是最早记载疫病的著作，从中医运气学角度对疫病的发病进行了深入剖析。《素问·刺法论》云："假令甲子，刚柔失守……如此三年，变大疫也。"《素问·本病论》云："假令庚辰阳年太过，如已卯天数有余者……火胜热化，水复寒刑。此乙庚失守，其后三年化成金疫也。"认为不同年份、不同节令的气候物候变化均会对人体产生影响，导致易发民病，阐明了五运六气变化与瘟疫的关系。

《素问·四气调神大论》云："夫四时阴阳者，万物之根本也……故与万物沉浮于生长之门……逆之则灾害生，从之则苛疾不起。"阐明人秉承天地阴阳之气而生，人体脏腑阴阳与天地四时五行阴阳其象相通。天地气运异常、四时阴阳失衡，则会导致人体脏腑气血失和，气机紊乱，大风苛毒伺机侵袭，易发生时行民病或疫病。《素问·刺法论》云："五疫之至，皆相染易，无问大小，病状相似。"《素问·六元正纪大论》云："疠大至，民善暴死。"《周礼》云："疾医掌养万民之疾病，四时皆有疠疾。"说明瘟疫是传染性强、病情传变迅速、凶险的流行性疾病。季节性、地域性是瘟疫发生的重要因素。

《素问·六元正纪大论》云："上下有位，左右有纪……有至而至，有至而不至，有至而太过……应则顺，否则逆，逆则变生，变则病。"《黄帝内经》运气七篇大论阐明不迁正，不退位年份易发生疫疠。不迁正为司天、在泉之气不能按时上升，不退位为前一年的司天、在泉之气滞留不降，升降不前，在泉的右间气不能按时上升，司天的右间气不能按时下降，亦为"刚柔失守"，导致暴烈的郁气，轻则使人体脏腑气机升降失常，重则发生疫疠。岁运太过之年，气候变化剧烈，可三年后化生疫病。"岁运不及""正气虚""人神失守"此为三虚，三虚致疫是三年化疫的根本原因，伏邪郁藏而待发。病机是刚柔失守，上刚干失其位，下柔干不能独主，则中运不能执法，天地不和，天运失序，三年后变疫。

《黄帝内经》论述了六十甲子总运行规律中，随着岁运递迁、客主加临、变异、胜负、郁发，出现德化政令之变、气候常异、万物荣枯，形成疫病流行的时空环境。所以，运用运气学理论推演重大疫情可能出现的年份，研究疫病发病规律，分析病因病机指导临床治疗，对疫病防治具有重要指导意义。

二、运气学与疫病医家的学术及治方思想研究

历代名医继承《黄帝内经》运气理论，本于天人之理，从多角度进行挖掘，

分析气候、藏象、病证变化规律，进一步推演五运六气格局，分析疫病致病机制。例如，清代医家陆懋修梳理历代医家的学术思想发现，不同流派医家的主要学术观点与所处的时代气候及环境变化因素密切相关，符合相应运气大司天时代气候特征。

（一）东汉时期

东汉时期中原地区频发疫病，疫情持续时间长，波及范围广。东汉末年著名医家张仲景在《伤寒杂病论·序》云："余宗族素多，向余二百，建安纪年以来，犹未十稔，其死亡者三分有二。"据考察，自建宁四年至建安二年间，发生五次大疫，其中四次疫病都发生在寒湿流行的时代背景下。此时期正值第四十八甲子（124—183），大司天为太阳寒水，大在泉为太阴湿土。《伤寒杂病论·序》云："其死亡者三分有二，伤寒十居其七。"这段时期正处于寒疫流行时期，民病多见外感风寒证，仲景认为，外感寒邪伤人最甚，治疗当以辛温解表、温阳散寒为主，所创立的治疫经典名方如桂枝汤、麻黄汤、四逆汤等，均能体现运气理论思路。可见，《伤寒杂病论》奠定了寒疫诊疗的基础。

（二）两晋时期

两晋时期战乱不断，灾害频发，大灾之后，必有大疫。因此，在一些医学著作中可看到内服、外敷、鼻吸、烧熏等相关防疫措施。魏晋时期医家王叔和提出了"非时之气为病"的观点，认为"时行之气"可导致传染性疾病发生。东晋时期医家葛洪著《肘后备急方》，其云："伤寒、时行、瘟疫……源本小异。"并记载了"天花"的临床特征。医家葛洪所处于第五十一甲子（304—364），大司天为太阴湿土，大在泉为太阳寒水，正处于太阴湿土为病期间。观《肘后备急方》治疗以利湿清热解肌发表为主，例如，治疗时行伤寒用苦参煮酒以除湿；治疗时行疫疠一二日，头痛壮热烦躁，用麻黄解肌汤以发散解肌，利湿升脾，其用药规律均符合太阴湿土为病的大时代背景。

（三）宋金元时期

宋末元初，战事频发，劳役繁重，疫病的变化趋于复杂。宋代政府成立医疗机构，大力宣传防疫措施，研制防疫方药，将预防疫病药方传印成册，颁布全国，自宋代以后，对于疫病的认识已有长足的发展，形成了较为系统的防疫机制。

北宋时期医家刘完素一生经历了两个大司天，第六十四甲子（1084—1143），大司天为少阳相火，大在泉为厥阴风木；第六十五甲子（1144—1203），大司天为阳明燥金，大在泉为少阴君火。两个甲子气运都以风火燥热为主，说明当时大环境应该多温多燥，民病多见热性传染性疾病，提出“六气皆能化火”的火热论观点，认为六经病证传变，从浅至深，多为热证，故用药多以寒凉为主。可见，这与仲景学术思想及用药规律有较大不同，说明刘完素所处时期的气候寒温背景已有较大变化。

金元医家李东垣一生经历了两个大司天，第六十五甲子（1144—1203），大司天为阳明燥金，大在泉少阴君火。气运主要以燥火为主，泰和二年，发生了大头瘟，李东垣创立了普济消毒饮以清热解毒消肿。第六十六甲子（1204—1263），大司天为太阳寒水，大在泉太阴湿土，气候背景以寒湿为主，湿寒为阴邪，易伤正气困脾胃，故李东垣认为，用药当以扶助阳气、补益脾胃为主，创立补中益气汤等代表方剂，后世医家尊其为“补土派”。

元代医家朱丹溪一生经历了两个大司天，第六十七甲子（1264—1323），大司天为厥阴风木、大在泉为少阳相火；第六十八甲子（1324—1383），大司天为少阴君火、大在泉为阳明燥金。两个甲子气运均主要以风火燥热为主，民病多以外感热证为主，燥热之邪最易伤阴，故朱丹溪提出了“阳常有余，阴常不足”的论点，治疗主张用滋阴降火之法，为“滋阴派”代表医家。

（四）明清时期

明清时期是疫病暴发的顶峰时期，这段时期已形成了较为成熟的中医疫病学体系，并涌现出许多治疫名家。明末清初医家吴又可，四十二岁正值第七十三甲子（1624—1683），大司天为厥阴风木，大在泉少阳相火，处于风火当令大气候背景时期。明末崇祯十四年（1641），中原地区瘟疫流行，吴又可著《温疫论》，提出“疠气”之说，认为“邪伏膜原”，邪在少阳半表半里，创立了达原饮一方以治疗瘟疫。

清代医家叶天士一生经历了两个大司天，第七十三甲子（1642—1683），大司天为厥阴风木、大在泉为少阳相火；第七十四甲子（1684—1743），大司天为阳明燥金、大在泉为少阴君火。两个甲子气运主要以风火燥热为主，叶天士著《温热论》，提出“温邪上受，首先犯肺，逆传心包”的观点，以及“卫气营血”的辨证思路，其用药以轻灵著称，为温病学派代表医家。

清代医家吴鞠通，四十六岁正值第七十六甲子（1804—1963），大司天为少阳相火、大在泉为厥阴风木，风火当令。吴鞠通著《温病条辨》，提出三焦辨证，将温病分为九类，创立银翘散、桑菊饮、藿香正气散、犀角地黄汤等著名方剂，并沿用至今。

三、运气学理论指导下的运气制方研究

运气七篇大论中对于五运六气理论的解释各有侧重，又相互补充。主要论述了宇宙整体恒动观、运气的推演、临证治疗原则及制方之法等。《黄帝内经》阐明五运六气的气化异常，如六气不正与太过皆能化生疫病，故临证分析时应结合相应时间、空间等因素对病证的影响。运气七篇大论提出了具有运气理论指导的临证治疗原则，是运气制方理论萌芽与初步形成的阶段，没有具体的运气方。后世医家以此为本，结合临床经验，衍生出各具特点的运气方药，指导临床治疗。

（一）运气方概念

运气方的概念有广义、狭义之别，广义的运气方是在运气理论指导下分析病机，按照运气理论思路分析病证，制订治疗原则，组方用药均以运气理论为指导。狭义的运气方是指具体的运气方，例如，陈无择所创的运气方十六方。

（二）运气制方依据

运气制方依据：①运用五运六气理论推演具体年代气候特征，分析流行病的病证特点，酌情择药配伍，形成特定的方剂，例如，陈无择所创五运方和六气方；宋代《太医局诸科程文格》记载的六气组方。②根据五运六气理论，选择现有的成方，例如，伤寒方、温病方和四时感冒方的选用。张仲景将运气理论结合病证脉象运用于临床治疗中，可见，《伤寒论》中诸多经方都能体现运气的理论

思路。③在通常辨证论治选方或经验通治方的基础上，根据患者的运气特点，结合药食随症加减。

《素问·至真要大论》云："谨守病机，无失气宜。"万物之始，大道至简。运气理论取法于自然，以天地阴阳转化、五行生克之理为本，观测自然气候，候察人体五脏，提出了内外气化环境交感互通的发病观。在辨证论治时，关注运气因素对人体疾病规律的影响，有利于确定更加恰当的治法方药，应因时制宜，圆通化裁。故以运气理论为依据，深化病证研究，可为预防疫病提供前瞻性信息，从而完善中医疫病诊疗体系，守正创新，传承中医药精华。

第四章

中医疫病的古代防治策略及措施

第一节　中医疫病的古代防治策略

在古代人民在同疫病抗争的过程中，中医学发挥着至关重要的作用，一代代中医人敢于担当，勤于实践，积累了丰富的疫病防治经验，形成了系统的学术理论和大量的临床经验，其中预防思想，是中医学疫病防治的精髓。早在《周易·下经·既济卦》中就有“君子以思患而豫防之”的认识，我国第一部中医学经典著作《黄帝内经》也明确指出：“圣人不治已病治未病，不治已乱治未乱。”这种预防为主的思想在我国历朝历代的疫病防治中具有重要的指导意义。

一、先秦两汉时期

这一时期对于疫病的记载较多，无论是《史记》《汉书》等史学资料，还是《黄帝内经》《伤寒杂病论》等医学文献，均有关于“大疫”“疫疠”“疾疫”的详细记载，不但对疫病的病名、病因病机及治疗有较多记载，在疫病预防方面也有具体措施及预防原则的提出。

《山海经》在疫病预防方面，记录了食用箴鱼、珠蟞鱼可以预防疫疾。如“东山经”的“东次一经”中记载：“其中多箴鱼，其状如儵，其喙如箴，食之无疫疾。”即食用箴鱼就不会染上疫疾（即瘟疫）。“东山经”的“东次二经”中记载：“其中多珠蟞鱼……其味酸甘，食之无疠。”记录了珠蟞鱼的肉味酸中带甜，人吃了它的肉就不会染上瘟疫。在“东山经”“东次四经”中有关于食用植物预防疫病的相关记载，如“有木焉……其实如枣而无核，其味酸甘，食之不疟”。即食用了如枣的树木果实也可预防疟疾。同时在治“疟”“疠”多取酸甘之品，佩戴薰草治疗疫病等方法，对于现在疫病防治有着重要的启示。

《黄帝内经》在疫病预防上，《素问遗篇·刺法论》提出：“不相染者，正气存内，邪不可干，避其毒气，天牝从来，复得其往，气出于脑，即不邪干。”“正气存内，邪不可干”强调了人体正气在疫病发病过程中的重要作用，机体正气旺盛，则可以抵御疫毒病邪侵袭；避其毒气就是要远离传染源，避免疫病的传播和流行。“正气存内”和“避其毒气”也成为一直以来中医疫病预防的重要原则，被历代医家所重视，并多有所发挥，成为千百年来中医学治疫、防疫的指导思想。同时，《黄帝内经》在顾护正气方面也提出了调畅情志、顺应自然等重要原则。如《素问·上古天真论》提出："恬惔虚无，真气从之，精神内守，病安从来？"强调人要保持性情舒畅，从而使正气旺盛，防止疾病发生。

在疫病预防上，张仲景提出"若人能养慎，不令邪风干忤经络""五脏元真通畅，人即安和"的观点，将"养慎"作为疫病预防的重要措施，做到"五脏元真通畅"，养护正气，则可健康。

二、两晋隋唐时期

关于疫病的认识散在于一些医学著作中，并且在疫病的预防方面提出了许多有效方药，用药途径上有内服、外敷、鼻吸、佩戴、烧熏等。

晋代葛洪《肘后备急方》最早记录了天花这类传染病的症状及治疗。书中指出，天花表现为："发疮头面及身，须臾周匝，状如火疮，皆戴白浆，随决随生，不即治，剧者多死；治得差后，疮瘢紫黑，弥岁方灭。此恶毒之气……呼为虏疮。"在治疗上言："取好蜜通身上摩，亦可蜜煎升麻，并数数食。又方，以水浓煮升麻，绵沾洗之，若酒渍弥好，但痛难忍。其余治犹依伤寒法……用地黄黑膏亦好。"

此外，书中还记载了许多疫病的预防方药，用药途径形式多样，如内服药物，用"大黄三两，甘草二两，麻黄二两，杏仁三十枚，芒硝五合，黄芩一两，巴豆二十粒（熬），捣，蜜丸和如大豆，服三丸，当利毒"。且"家人视病者，亦可先服取利，则不相染易也"，即内服药物可以预防疫病。还有药物外用预防疫病，如其云："川芎、白芷、藁本三味等分治下筛，纳（米）粉中以涂粉于身。""太乙流金方……捣为散，三角绛囊贮一两，带心前并挂门户上。""断温病令不相染……又方，密以艾灸病人床四角各一壮，不得令知之，佳也。"可见，当时人们对疫病的预防做过多种尝试，这些通过佩戴或悬挂香囊、艾灸烧熏等来预防疫病的方式，对现代传染病的预防仍有较好的借鉴意义。

孙思邈继承和发展了《黄帝内经》的疫病预防思想，注重温疫的预防，指出"天地有斯瘴疠，还以天地所生之物以防备之"，在预防中注重药物及艾灸的作用。同时，在疫病的预防中，还要注意饮食卫生，如"夫霍乱之为病，皆因饮食，勿食生肉，伤胃，一切肉须煮”。在药物预防方面，《备急千金要方》中专列了三十六首辟温方，在用药途径上有内服丸剂，有口服屠苏酒“辟温气”，有烧熏药物，有煮汤浴之药物，亦有既可做成香囊佩戴，又可纳鼻，还可以病时酒服，如辟瘟疫气伤寒热病方的赤散，这些记载详细且灵活多样的用药方法，为现今疫病的预防启发了思路。

三、宋金元时期

宋代开启了以政府为主导的疫病防治体系，不仅进行防疫药物的研发与制造，还在传染病的防止传染和传播上采取了患者的隔离与治疗、病尸的掩埋与火化等有效措施，为疫病预防提供了强有力支持；在平时也比较注重预防，将预防疫病流行的药方传印成册，供民众参考。在这个时期，从统治者到平民百姓，已经能够积极主动地开展疫病防治工作，预防思想已经深入民心。

四、明清时期

在预防方面，温病学家亦注重正气在疫病发病中的作用，强调调养正气预防温病。吴又可继承《黄帝内经》的学术思想，提出：“本气充足，邪不能入，《经》云邪之所凑，其气必虚。因本气亏虚，呼吸之间，外邪因而乘之。昔有三人，冒雾早行，空腹者死，饮酒者死，饱食者不病。疫邪所着，又何异耶?”认为人体正气在疫病发病过程中起到了至关重要的作用。叶天士也认为温热病邪能否致病，与人体正气的强弱有关系，温病发生其原因多为“劳倦，更感温邪”，发病机制为“积劳伤阳，卫疏，温邪上受”，故叶天士提出调养正气，可预防温病。陈耕道在《疫痧草》中提出“人之气禀厚，正气旺，精神强固，气血充和，呼吸之间，疫毒无自而干”，突出了顾护正气在疫病预防中的重要作用。同时，历代医家各种防治疫病的方法在明清医家著作中记载较多，说明这个时期古人对疫病的预防思想已深入人心。

在人类发展的历史长河中，无时不在与疫病进行抗争，中医学在这个过程中发挥了巨大作用，历代医家们勇于担当，不避风险，刻苦钻研，大胆实践，积累了丰富的疫病防治经验。东汉末年瘟疫盛行，张仲景写成《伤寒杂病论》，奠定了“辨证施治”的基础；金末汴京大疫，李杲著《内外伤辨惑论》，创立了“内伤”学说，并提出“甘温除热”思想；明末崇祯年间疫病肆虐，吴又可创著《温疫论》，开温病学说之先河。同时，医家们还创制了许多防治疫病的药方药剂。如葛洪用柏芝散预防疫病，孙思邈研制出雄黄丸以避疫疾。金代刘完素的黄连解毒散、李杲的补中益气汤，宋代庞安时的圣散子方，明代吴又可的达原饮、三消饮，清代吴鞠通的桑菊饮、银翘散，都为疫病防治发挥了显著作用，也为世界传染病的防治贡献了中国智慧。总结我国几千年的防疫思想和有效措施，给我们目前防治新发传染病带来了诸多启示。中国古代疫病的预防思想和有效措施完全能够与西医学防疫思想结合起来，从而可以最大化地发挥中西医各自优势，为临床上预防新发传染病提供新思路和新方法。

第二节　中医疫病防治的措施

一、中医疫病防治的饮食调理

“民以食为天”，膳食不仅是维持人们正常生命活动的物质基础，同时也是关系身体健康的关键因素。世界卫生组织提出的人类“四大健康基石”就包括合理膳食。合理膳食，均衡营养，是提高生命活力和抗病能力的重要条件。人体抗病能力增强，就能够预防很多外感类疾病的发生。

膳食中各类食材均有不同的性质和气味，中医将其概括为四气五味，即寒热温凉和酸苦甘辛咸。具有不同四气五味的食材可以调节不同脏腑阴阳的偏盛偏衰，从而具有调补人体的作用。中医药发展过程中，人们也将药食同源的药材与食材相配而一同烹饪，出现了“药膳”。所以，通过药膳或膳食调养身体，预防疾病，最佳方式就是依据每个人不同的体质进行膳食搭配，达到强身健体、增强抵抗力的养生目的。

中医将人的体质大体分为九种，阴阳偏颇不明显的为平和体质，另外八种均为具有一定倾向的体质类型，即气虚质、阳虚质、阴虚质、痰湿质、湿热质、瘀血质、气郁质、特禀质八类。

（一）平和质

【体质特征】阴阳气血调和，以体态适中、面色红润、精力充沛等为主要特征。体形匀称健壮，性格随和开朗，平素患病较少，对自然环境和社会环境适应能力较强。面色、肤色润泽，头发稠密有光泽，目光有神，鼻色明润，嗅觉通利，唇色红润，不易疲劳，精力充沛，耐受寒热，睡眠良好，胃纳佳，二便正常，舌色淡红，苔薄白，脉和缓有力。

【调养原则】药物调养可服用性平和的滋补药物；饮食调养食物宜多样化，不偏食，均衡营养；谨和五味，不宜偏嗜，因五味偏嗜，会破坏身体的平衡状态。可多服用的食物有粳米、薏苡仁、豇豆、韭菜、甘薯、南瓜、银杏、核桃、龙眼肉、莲子、鸡、牛、羊等。不可过饥过饱、偏寒偏热。

1. 粟米粥（《本草纲目》）

【食材与制作】陈粟米 1 份。陈粟米浸泡 15 分钟，加水熬煮，武火煮沸文火慢熬成粥即可。

【适用人群】适用于平和体质，亦适用于脾虚及病后产后气血不足证，常有食少纳差，虚弱无力，语声无力，四肢乏力，气短气喘等表现者。

【食材功用】粟米性凉，味甘咸，具有和中益肾、除热解毒的功效，适用于脾胃虚热，反胃呕吐，腹满食少，消渴，泻痢，烫火伤等。与杏仁同食，令人吐泻。

2. 葱枣汤（《中国药膳》）

【食材与制作】红枣 1 份，葱白适量。红枣加水煎煮 20 分钟，加入葱白再煎煮 10 分钟即可。

【适用人群】适用于平和体质和气虚体质，亦适用于心气血虚证，常见失眠多梦，健忘心慌等。

【使用注意】胃火胃热、高热者慎用。

【食材功用】红枣性温，味甘，具有补中益气、养血安神的功效，适用于脾虚食少，乏力便溏，妇人脏躁。湿盛脘腹胀满，食积，虫积，龋齿作痛，以及痰热咳嗽均忌服。葱白，性温，味辛，具有发表、通阳、解毒、杀虫的功效。表虚多汗者慎服。

3. 蜜饯姜枣龙眼（《泉州本草》）

【食材与制作】龙眼肉、大枣、蜂蜜各等量，姜汁适量。龙眼肉、大枣加水煎煮30分钟，加姜汁和蜂蜜，搅匀煮沸即可。

【适用人群】适用于平和体质和气虚体质，亦适用于心脾气血两虚证，常见食欲不振，气短乏力，心悸失眠，面色萎黄等。

【食材功用】龙眼肉性温，味甘，具有补益心脾、养血安神的功效，适用于气血不足，心悸怔忡，健忘失眠，血虚萎黄。湿阻中满或有停饮、痰、火者忌服。大枣，性温，味甘，具有补中益气、养血安神的功效，适用于脾虚食少，乏力便溏，妇人脏躁。湿盛脘腹胀满，食积，虫积，龋齿作痛，以及痰热咳嗽均忌服。蜂蜜，性平，味甘，补中润燥，止痛解毒，外用生肌敛疮，适用于脘腹虚痛，肺燥干咳，肠燥便秘，解乌头类药毒，外治疮疡不敛，水火烫伤。湿热痰滞、胸闷不宽及便溏或泄泻者忌服。姜汁，性微温，味辛，具有解表散寒、温中止呕、化痰止咳、解鱼蟹毒的功效，适用于风寒感冒，胃寒呕吐，寒痰咳嗽，鱼蟹中毒。阴虚内热之人及热盛之证忌用。

（二）气虚质

【体质特征】元气不足，以疲乏、气短、自汗等气虚表现为主要特征。肌肉松软不实，性格内向，不喜冒险，易患感冒、内脏下垂等；病后康复缓慢，不耐受风、寒、暑、湿邪。平素语音低弱，气短懒言，容易疲乏，精神不振，易出汗，平时上楼气短，胸闷，多梦，舌淡红，舌边有齿痕，脉弱。

【调养原则】补中益气（补中即补脾胃）。药物调养可用甘温补气之品。饮食调养常食益气健脾食物，如小米、山药、黄豆、白扁豆、土豆、大枣、香菇、鸡肉等。气虚者还要忌食一些食物，如山楂、佛手柑、槟榔、大蒜、萝卜缨、芫荽（香菜）、芜菁（大头菜）、胡椒、荜茇、紫苏叶、薄荷、荷叶、荞麦、柚子、柑、金橘、金橘饼、橙子、荸荠、生萝卜、芥菜、薤白等，这些食物多有耗气作用，所以应慎用。

1. 参枣米饭（《醒园录》）

【食材与制作】党参1份，大枣2份，糯米25份，白糖5份。党参、大枣先用清水浸泡20分钟，然后煎煮半小时，去除党参及大枣，留取汤汁备用。将糯米洗净并浸泡2小时，放在锅中蒸40分钟，蒸熟后放在碗中，将党参大枣汤倒在糯米饭上，将白糖均匀铺撒在米饭之上，再蒸5~10分钟即可。

【适用人群】适用于气虚体质和特禀体质，亦适用于身体羸弱，经常气短乏力，心悸失眠，没有食欲，大便溏稀不成形等。

【使用注意】有实热证的人群不宜食用。

【食材功用】党参，性平，味甘，具有健脾益肺、养血生津的功效，适用于脾肺气虚，食少倦怠，咳嗽虚喘，气血不足，面色萎黄，心悸气短，津伤口渴，内热消渴。不宜与藜芦同用。大枣，性温，味甘，具有补中益气、养血安神的功效，适用于脾虚食少，乏力便溏，妇人脏躁。湿盛脘腹胀满，食积，虫积，龋齿作痛，以及痰热咳嗽均忌服。糯米，性温，味甘，具有补中益气、健脾止泻、缩尿、敛汗、解毒的功效，适用于脾胃虚寒泄泻，霍乱吐逆，消渴尿多，自汗，痘疮，痔疮。湿热痰火及脾滞者禁服，小儿不宜多食。

2. 补虚正气粥（《圣济总录》）

【食材与制作】人参1份，炙黄芪10份，粳米30份，白糖适量。将黄芪、人参放在水中浸泡30分钟，煎煮30分钟后去渣取汁，加入粳米煮粥，粥成时加入白糖即可。

【适用人群】适用于气虚体质和特禀体质，亦适用于中气不足，劳倦内伤，年老体弱，病后产后，久病气血耗伤等，常见不思饮食，心慌心悸，气短乏力，体虚自汗，大便溏稀等。

【使用注意】服食期间忌食萝卜食品；伤食泄泻、阴虚内热者忌食。

【食材功用】黄芪，性温，味甘，具有补气固表、利尿托毒、排脓、敛疮生肌的功效，适用于气虚乏力，食少便溏，中气下陷，久泻脱肛，便血崩漏，表虚自汗，气虚水肿，痈疽难溃，久溃不敛，血虚萎黄，内热消渴，慢性肾炎蛋白尿，糖尿病。人参，性平，味甘，微苦，具有大补元气、复脉固脱、补脾益肺、生津、安神的功效，适用于体虚欲脱，肢冷脉微，脾虚食少，肺虚喘咳，津伤口渴，内热消渴，久病虚羸，惊悸失眠，阳痿宫冷，心力衰竭，心源性休克。不宜与藜芦同用。粳米，性平，味甘，具有补气健脾、除烦渴、止泻痢的功效，适用于脾胃气虚，食少纳呆，倦怠乏力，心烦口渴。不可与苍耳子、马肉同食。

3. 桂圆参蜜膏（《得配本草》）

【食材与制作】党参2份，沙参、龙眼肉各1份，蜂蜜适量。党参、沙参、龙眼肉加水煎煮3次，每20分钟取汁混合均匀，小火煎熬浓缩至黏稠，加入蜂蜜至沸停火即可。

【适用人群】适用于气虚体质和平和体质，亦适用于气血两虚证，常见体弱消瘦，食欲不振，食后胃中嘈杂，四肢无力，气短懒言等。

【使用注意】胃脘胀闷不舒者忌用。

【食材功用】党参，性平，味甘，具有健脾益肺、养血生津的功效，适用于脾肺气虚，食少倦怠，咳嗽虚喘，气血不足，面色萎黄，心悸气短，津伤口渴，内热消渴。不宜与藜芦同用。龙眼肉，性温，味甘，具有补益心脾、养血安神的功效，适用于气血不足，心悸怔忡，健忘失眠，血虚萎黄。湿阻中满或有停饮，痰，火者忌服。蜂蜜，性平，味甘，补中润燥，止痛解毒，外用生肌敛疮。湿热痰滞、胸闷不宽及便溏或泄泻者忌服。

（三）阳虚质

【体质特征】阳气不足，以畏寒怕冷、手足不温等虚寒表现为主要特征。肌肉松软不实，心有余力不足，性格多沉静、内向，易患痰饮、肿胀、泄泻等；感邪易从寒化，耐夏不耐冬，易感风、寒、湿邪。平素畏冷，手足不温，面部无光泽，喜热饮食，精神不振，舌淡胖嫩，脉沉迟。

【调养原则】温阳补气。药物调养可选补阳祛寒、温养肝肾之品。饮食调养宜食温阳食品，如羊肉、鸡肉、荔枝、樱桃、龙眼肉、板栗、大枣、核桃、松子、腰果、生姜、大蒜、辣椒、胡萝卜、黄豆芽、南瓜等，少吃西瓜、梨子、香蕉、荸荠等生冷寒凉之食物，少饮绿茶。

1. 姜汁砂仁粥（《老老恒言》）

【食材与制作】生姜1份，砂仁3份，粳米10份。将生姜压榨取汁，砂仁研磨成粉，粳米加水文火煮粥，粥成后加入砂仁末，放入姜汁即可。

【适用人群】适用于阳虚体质和气郁体质，亦适用于脾胃虚寒证，常见胃脘部冷痛，时常恶心呕吐，腹部胀满，大便溏稀等。

【食材功用】生姜，性微温，味辛，具有解表散寒、温中止呕、化痰止咳、解鱼蟹毒的功效，适用于风寒感冒，胃寒呕吐，寒痰咳嗽，鱼蟹中毒。阴虚内热之人及热盛之证忌用。砂仁，性温，味辛，具有化湿开胃、温脾止泻、理气安胎的功效，适用于湿浊中阻，脘痞不饥，脾胃虚寒，呕吐泄泻，妊娠恶阻，胎动不安。粳米，性平，味甘，补气健脾，除烦渴，止泻痢，适用于脾胃气虚，食少纳呆，倦怠乏力，心烦口渴。不可与苍耳子、马肉同食。

2. 枸杞羊肾粥（《饮膳正要》）

【食材与制作】将羊肾去筋膜剔除骚线，洗净切丝；羊肉洗净后切碎；枸杞子、粳米、羊肾、羊肉、葱白一同加水煮粥，粥成后加入食盐即可。

【适用人群】适用于阳虚体质和特禀体质，亦适用于肾阳虚损证，常见腰脊冷痛，脚膝酸软，头晕耳鸣，视物不清，听力减退，夜尿频多，阳痿等。

【使用注意】咳痰色黄，外感发热，阴虚内热者忌食。

【食材功用】枸杞叶，性凉，味甘苦，具有补虚益精、清热明目的功效，适用于虚劳发热，烦渴，目赤昏痛，障翳夜盲，崩漏带下，热毒疮肿。与奶酪相恶。枸杞子，性平，味甘，具有滋补肝肾、益精明目的功效，适用于虚劳精亏，腰膝酸痛，眩晕耳鸣，内热消渴，血虚萎黄，目昏不明。外邪实热，脾虚有湿及泄泻者忌服。羊肉，性热，味甘，具有温中健脾、补肾壮阳、益气养血的功效，适用于脾胃虚寒，食少反胃，泻痢，肾阳不足，气血亏虚，虚劳羸瘦，腰膝酸软，阳痿，寒疝，产后虚羸少气，缺乳。外感时邪或有宿热者禁服，孕妇不宜多食。羊肾，性温，味甘，具有补肾益精的功效，适用于肾虚劳损，腰脊冷痛，足膝痿弱，耳鸣，耳聋，消渴，阳痿，滑精，尿频，遗尿。粳米，性平，味甘，具有补气健脾、除烦渴、止泻痢的功效，适用于脾胃气虚，食少纳呆，倦怠乏力，心烦口渴。不可与苍耳子、马肉同食。葱白，性温，味辛，具有发表、通阳、解毒、杀虫的功效，适用于风寒感冒，阴寒腹痛，二便不通，痢疾，疮痈肿痛，虫积腹痛。表虚多汗者慎服。

3. 羊肉柿子汤（《药膳汤菜》）

【食材与制作】熟羊肉、西红柿等量，精盐少许。羊肉、西红柿洗净切成薄片，锅中加入水，放进羊肉片和西红柿片，放少许食盐调味即可。

【适用人群】适用于阳虚体质和平和体质，亦适用于脾虚证，可用于正常人养生保健。

【使用注意】五心烦热，感冒发热者不宜用。

【食材功用】羊肉，性热，味甘，具有温中健脾、补肾壮阳、益气养血的功效，适用于脾胃虚寒，食少反胃，泻痢，肾阳不足，气血亏虚，虚劳羸瘦，腰膝酸软，阳痿，寒疝，产后虚羸少气，缺乳等。外感时邪或有宿热者禁服，孕妇不宜多食。西红柿，性凉，味甘涩，具有清热解毒、生津润肺的功效，适用于咳嗽，吐血，热渴，口疮，热痢，便血等。凡脾胃虚寒，痰湿内盛，外感咳嗽，脾虚泄泻，疟疾等，均不宜食。

（四）阴虚质

【体质特征】阴液亏虚，以口燥咽干、手足心热等虚热表现为主要特征。体形偏瘦，性情急躁，外向好动，活泼，易患虚劳、失精、不寐等病；感邪易从热化，耐冬不耐夏，不耐受暑、热、燥邪。手足心热，口燥咽干，鼻微干，喜冷饮，大便干燥，舌红少津，脉细数。

【调养原则】滋阴降火。药物调养可用滋阴清热、滋养肝肾之品。饮食调养宜多食梨、百合、银耳、木瓜、菠菜、无花果、冰糖、茼蒿、瘦猪肉、鸭肉、绿豆、冬瓜等甘凉滋润食物，从而减少燥热之证。在中医学中有“酸甘化阴”之说，因此，阴虚体质者不妨适当吃一些酸甘味的食物，如石榴、柠檬、苹果、枇杷、山楂、枸杞子、橙子等。

1. 甘蔗粥（《养老奉亲书》）

【食材与制作】甘蔗汁 1 份，粳米 2 份。新鲜甘蔗榨汁，加适量水与粳米一同文火煮粥即可。

【适用人群】适用于阴虚体质，亦适用于热病后期，出现心烦，口干口渴，喜冷饮，肺燥咳嗽，咳痰色黄难咯，大便燥结等。

【食材功用】甘蔗，性寒，味甘，具有清热生津、润燥和中、解毒的功效，适用于烦热，消渴，呕哕反胃，虚热咳嗽，大便燥结，痈疽疮肿。脾胃虚寒者慎服。粳米，性平，味甘，具有补气健脾、除烦渴、止泻痢的功效，适用于脾胃气虚，食少纳呆，倦怠乏力，心烦口渴。不可与苍耳子、马肉同食。

2. 百合蜂蜜饮（《中医饮食调补学》）

【食材与制作】百合 5 份，蜂蜜、白糖各 1 份。百合加水熬煮 15 分钟，加入蜂蜜、白糖即可。

【适用人群】适用于阴虚体质，亦适用于阴虚火旺证，常见大便干结，午后潮热，五心发热，咽干口燥等。

【食材功用】百合，性寒，味甘，具有养阴润肺、清心安神的功效，适用于阴虚久咳，痰中带血，虚烦惊悸，失眠多梦，精神恍惚。风寒咳嗽及中寒便溏者忌服。蜂蜜，性平，味甘，补中润燥，止痛解毒，外用生肌敛疮，适用于脘腹虚痛，肺燥干咳，肠燥便秘，解乌头类药毒，外治疮疡不敛，水火烫伤。湿热痰滞、胸闷不宽及便溏或泄泻者忌服。

3. 炙柿饼（《袖珍方》）

【食材与制作】柿饼，青黛。将柿饼放入锅中蒸熟，然后在每个柿饼中加入3克青黛，再蒸10分钟即可。

【适用人群】适用于阴虚体质和瘀血体质，亦适用于咳嗽咳痰，痰少黏稠不易咯出，或痰喘带血等燥热咳嗽的人群。

【食材功用】柿饼，性平，味甘，具有润肺、止血、健脾、涩肠的功效，适用于咯血，吐血，便血，尿血，脾虚消化不良，泄泻，痢疾，喉干音哑，颜面黑斑。脾胃虚寒，痰湿内盛者不宜食。青黛，性寒，味咸，具有清热解毒、凉血消斑、泻火定惊的功效，适用于温毒发斑，血热吐衄，胸痛咳血，口疮，痄腮，喉痹，小儿惊痫。微寒者慎用。

（五）痰湿质

【体质特征】痰湿凝聚，以形体肥胖、腹部肥满、口黏苔腻等痰湿表现为主要特征。体形肥胖，腹部肥满松软，性格偏温和、稳重，多善于忍耐，易患消渴、中风、胸痹等病，对梅雨季节及湿重环境适应能力差。面部皮肤油脂较多，多汗且黏，胸闷，痰多，口黏腻或甜，喜食肥甘甜黏，苔腻，脉滑。

【调养原则】化痰利湿。药物调养重点调补肺脾肾，可用温燥化湿之品。饮食调养应以清淡为原则，控制肥肉及甜、黏、油腻食物的摄入，因为甜腻油脂的食物容易生痰助湿。少喝酒勿过饱，一些酸甘柔润之物如绿豆、乌梅等也能致湿生痰，食用时应多加注意。平素应多食健脾利湿或化痰祛湿的食物，如白萝卜、葱、姜、白果、红小豆、海带、冬瓜等。

1. 橘皮粥（《调疾饮食辨》）

【食材与制作】橘皮1份，粳米2份。橘皮研成细末，粳米加水熬煮，煮至粥将成时加入橘皮粉，再煮5分钟即可。

【适用人群】适用于痰湿体质和气郁体质，亦适用于脾胃气滞证，常见胃脘胀满不舒，食后尤甚等。

【使用注意】干咳无痰者不宜食。

【食材功用】橘皮，性温，味苦辛，具有理气健脾、燥湿化痰的功效，适用于胸脘胀满，食少吐泻，咳嗽痰多。粳米，性平，味甘，具有补气健脾、除烦渴、止泻痢的功效，适用于脾胃气虚，食少纳呆，倦怠乏力，心烦口渴。不可与苍耳子、马肉同食。

2. 金橘露（《本草纲目拾遗》）

【食材与制作】金橘1份。金橘切碎放在蒸馏瓶中，加水蒸馏，取蒸馏液即可。

【适用人群】适用于痰湿体质和气郁体质，亦适用于气滞证，常见两胁及胃脘胀闷不舒。

【食材功用】金橘，性温，味辛甘，具有理气解郁、消食化痰、醒酒的功效，适用于胸闷郁结，脘腹痞胀，食滞纳呆，咳嗽痰多，伤酒口渴。

3. 姜橘椒鱼羹（《食医心镜》）

【食材与制作】生姜3份，橘皮1份，鲜鲫鱼1条，胡椒、食盐适量。将鲜鲫鱼刮鳞，去腮和内脏，洗净备用。将生姜切片，橘皮与胡椒装入药袋，一同与鲫鱼加水煮炖30分钟，加入食盐调味即可。

【适用人群】适用于痰湿体质和阳虚体质，亦适用于脾胃虚寒证，常见胃部冷痛，气短乏力，食欲不振，食后不消化等。

【使用注意】身热、面红，或发热者慎服。

【食材功用】生姜，性微温，味辛，具有解表散寒、温中止呕、化痰止咳、解鱼蟹毒的功效，适用于风寒感冒，胃寒呕吐，寒痰咳嗽，鱼蟹中毒。阴虚内热之人及热盛之证忌用。橘皮，性温，味苦辛，具有理气健脾、燥湿化痰的功效，适用于胸脘胀满，食少吐泻，咳嗽痰多。胡椒，性热，味辛，具有温中散气、下气止痛、止泻、开胃、解毒的功效，适用于胃寒疼痛，呕吐，食欲不振，中鱼蟹毒。阴虚有火者忌服。鲜鲫鱼，性平，味甘，具有健脾和胃、利水消肿、通血脉的功效，适用于脾胃虚弱，纳少反胃，产后乳汁不行，痢疾，便血，水肿，痈肿，瘰疬。泻痢忌食。

（六）湿热质

【体质特征】湿热内蕴，以面垢油光、口苦、苔黄腻等湿热表现为主要特征。形体中等或偏瘦，容易心烦急躁，易患疮疖、黄疸、热淋等病，对夏末秋初湿热气候，湿重或气温偏高环境较难适应。面垢油光，易生痤疮，口苦口干，身重困倦，大便黏滞不畅或燥结，小便短黄，男性易阴囊潮湿，女性易带下增多，舌质偏红，苔黄腻，脉滑数。

【调养原则】清热利湿。药物调养可用甘淡苦寒清热利湿之品。饮食调养可多吃西红柿、黄瓜、绿豆、芹菜、薏苡仁、苦瓜、赤小豆、莲藕等甘寒食物。忌辛温滋腻，少喝酒，少吃海鲜。

1. 清络饮（《温病条辨》）

【食材与制作】西瓜翠衣、扁豆花、银花、丝瓜皮、荷叶、竹叶各等量。上药加水浸泡 10 分钟，煎煮 15 分钟，去渣取汁即可。

【适用人群】适用于湿热体质和暑热感冒，常见头晕无力，发热，大汗，咽干口燥，心烦等。

【食材功用】西瓜翠衣，性凉，味甘，无毒，具有清热、解渴、利尿的功效，适用于暑热烦渴，小便短少，水肿，口舌生疮。中寒湿盛者忌用。扁豆花，性平，味甘淡，无毒，具有解暑化湿、和中健脾的功效，适用于夏伤暑湿，发热，泄泻，痢疾，赤白带下，跌打伤肿。银花，性寒，味甘，具有清热解毒的功效，适用于温病发热，热毒血痢，痈肿疔疮，喉痹及多种感染性疾病。脾胃虚寒及气虚疮疡脓清者忌服。丝瓜皮，性凉，味甘，具有清热解毒的功效，适用于金疮，痈肿，疔疮，坐板疮。荷叶，性平，味苦涩，具有清热解暑、升发清阳、散瘀止血的功效，适用于暑湿烦渴，头痛眩晕，脾虚腹胀，大便泄泻，吐血下血，产后恶露不净。虚者禁之。竹叶，性寒，味甘淡，具有清热除烦、生津利尿的功效，适用于热病烦渴，小儿惊痫，咳逆吐衄，小便短赤，口糜舌疮。脾胃虚寒及便溏者禁用。

2. 蒲金酒（《验方新编》）

【食材与制作】蒲公英、金银花等量 1 份，黄酒 40 份。蒲公英、金银花放入黄酒中煎熬 15 分钟，去渣取汁即可。药渣可敷患处。

【适用人群】适用于湿热体质和瘀血体质，亦适用于阳性痈疡，常见局部红肿热痛，扪之坚实，以及乳痈等。

【使用注意】成脓期忌用。

【食材功用】蒲公英，性寒，味甘苦，具有清热解毒、消肿散结、利尿通淋的功效，适用于疔疮肿毒，乳痈，瘰疬，目赤，咽痛，肺痈，肠痈，湿热黄疸，热淋涩痛。阳虚外寒，脾胃虚弱者忌用。金银花，性寒，味甘，具有清热解毒的功效，适用于温病发热，热毒血痢，痈肿疔疮，喉痹及多种感染性疾病。脾胃虚寒及气虚疮疡脓清者忌服。

3. 海桐皮酒（《圣济总录》）

【食材与制作】海桐皮、薏苡仁各 2 份，生地黄 10 份，牛膝、川芎、羌活、地骨皮、五加皮、甘草各 1 份，白酒 200 份。药物装入药袋，放入白酒瓶中，密封后冬季浸泡 14 日，夏季 7 日即可。

【适用人群】适用于湿热体质和瘀血体质，亦适用于血行不畅，经脉不通证，常见肢体关节疼痛，腰膝酸软，四肢无力等。

【使用注意】孕妇、高血压者慎用。

【食材功用】海桐皮，性平，味苦辛，具有祛风除湿、舒筋通络、杀虫止痒的功效，适用于风湿痹痛，肢节拘挛，跌打损伤，疥癣，湿疹。血虚者不宜服。薏苡仁，性平，味甘淡，具有健脾渗湿、除痹止泻、清热排脓的功效，适用于水肿，脚气，小便不利，湿痹拘挛，脾虚泄泻，肺痈，肠痈，扁平疣。脾虚无湿，大便燥结及孕妇慎服。生地黄，性寒，味甘，具有清热凉血、养阴生津的功效，适用于热病舌绛烦渴，阴虚内热，骨蒸劳热，内热消渴，吐血，衄血，发斑发疹。牛膝，性平，味苦酸，具有补肝肾、强筋骨、逐瘀通经、引血下行的功效，适用于腰膝酸痛，筋骨无力，经闭癥瘕，肝阳眩晕。孕妇慎用。川芎，性温，味辛，具有活血行气、祛风止痛的功效，适用于胸痹心痛，胸胁刺痛，跌仆肿痛，月经不调，经闭痛经，癥瘕腹痛，头痛，风湿痹痛。阴虚火旺，舌红口干者不宜应用，对妇女月经过多及出血性疾病亦不宜应用。羌活，性温，味苦辛，具有散寒祛风、除湿止痛的功效，适用于风寒感冒头痛，风湿痹痛，肩背酸痛。血虚痹痛忌服。地骨皮，性寒，味甘，具有凉血除蒸、清肺降火的功效，适用于阴虚潮热，骨蒸盗汗，肺热咳嗽，咯血，衄血，内热消渴。虚劳火旺而脾胃薄弱，食少泄泻者宜少用。五加皮，性温，味苦辛，具有祛风湿、补肝肾、强筋骨的功效，适用于风湿痹痛，筋骨痿软，小儿行迟，体虚乏力，水肿，脚气。阴虚火旺者慎服。甘草，性平，味甘，具有补脾益气、清热解毒、祛痰止咳、缓急止痛、调和诸药的功效，适用于脾胃虚弱，倦怠乏力，心悸气短，咳嗽痰多，脘腹，四肢挛急疼痛，痈肿疮毒，缓解药物毒性，烈性。不宜与京大戟、芫花、甘遂同用。白酒，性温，味辛甘苦，有毒，具有通血脉、行药势的功效，适用于风寒痹痛，筋脉挛急，胸痹，心痛，脘腹冷痛。阴虚、失血及湿热甚者忌服。

（七）瘀血质

【体质特征】血行不畅，以肤色晦暗、舌质紫暗等血瘀表现为主要特征。胖瘦均见，易烦，健忘，易患癥瘕及痛证、血证等，不耐受寒邪。肤色晦暗，色素沉着，容易出现瘀斑，口唇暗淡，舌暗或有瘀点，舌下络脉紫暗或增粗，脉涩。

【调养原则】活血化瘀。药物调养可用活血养血的药物。饮食调养常食红糖、丝瓜、玫瑰花、月季花、桃仁、山楂、葡萄酒等活血祛瘀的食物；酒可少量常饮，醋可多吃，宜喝山楂粥、花生粥。多食素，少食肥肉滋腻之物。

1. 白花蛇酒（《本草纲目》）

【食材与制作】白花蛇 1 条，羌活、当归身、天麻、秦艽、五加皮各 2 份，防风 1 份，米酒 100 份。白花蛇酒洗与各药一同放入酒坛内，酒坛置于锅内，水煮 24 小时后埋入地下 1 周。药渣晒干研末，以药酒调制成药丸。酒与药并用，效果更佳。

【适用人群】适用于瘀血体质和痰湿体质，亦适用于风湿痹痛，常见关节疼痛，屈伸不利，肌肉萎缩等。

【使用注意】忌食鱼、羊、鹅等发物。

【食材功用】白花蛇，性温，味甘咸，具有祛风、通络、止痉的功效，适用于风湿顽痹，麻木拘挛，中风口㖞，半身不遂，抽搐痉挛，破伤风，麻风疥癣，瘰疬恶疮。阴虚内热者忌用。羌活，性温，味苦辛，具有散寒祛风、除湿止痛的功效，适用于风寒感冒头痛，风湿痹痛，肩背酸痛。血虚痹痛忌服。当归身，性温，味辛甘，具有补血活血、调经止痛、润肠通便的功效，适用于血虚萎黄，眩晕心悸，月经不调，经闭痛经，虚寒腹痛，风湿痹痛，跌仆损伤，痈疽疮疡，肠燥便秘。湿盛中满，大便泄泻者忌服。天麻，性平，味辛甘，无毒，具有息风止痉、平肝阳、祛风通络的功效，适用于急慢惊风，抽搐拘挛，眩晕，头痛，半身不遂，肢麻，风湿痹痛。气血虚甚者慎服。秦艽，性平，味苦辛，具有祛风湿、清湿热、止痹痛的功效，适用于风湿痹痛，筋脉拘挛，骨节酸痛，日晡潮热，小儿疳积发热。久痛虚羸，溲多，便滑者忌服。五加皮，性温，味苦辛，具有祛风湿、补肝肾、强筋骨的功效，适用于风湿痹痛，筋骨痿软，小儿行迟，体虚乏力，水肿，脚气。阴虚火旺者慎服。防风，性微温，味辛甘，具有祛风解表、胜湿止痛、止痉的功效，适用于感冒头痛，风湿痹痛，风疹瘙痒，破伤风。血虚发痉及阴虚火旺者慎用。

2. 对虾酒（《本草纲目拾遗》）

【食材与制作】新鲜大对虾一对，60 度白酒半斤。对虾浸泡在白酒中 1 周即可。

【适用人群】适用于瘀血体质和阳虚体质，亦适用于肾阳不足证，常见阳痿不举等。

【使用注意】阴虚阳亢、皮肤病、哮喘者慎用。

【食材功用】对虾，性温，味甘咸，具有补肾助阳、滋阴息风的功效，适用于肾虚阳痿，阴虚风动，手足搐搦，中风半身不遂，乳疮，溃疡日久不敛。白酒，性温，味辛甘苦，有毒，具有通血脉、行药势的功效，适用于风寒痹痛，筋脉挛急，胸痹，心痛，脘腹冷痛。阴虚、失血及湿热甚者忌服。

3. 山楂内金桃仁散（《医学衷中参西录》）

【食材与制作】山楂 14 份，鸡内金 6 份，桃仁 1 份，红糖适量。山楂干燥后与鸡内金研成细粉，混匀备用；桃仁加水煎煮 30 分钟，取汁加入红糖使溶化，桃仁汁送服细粉。

【适用人群】适用于瘀血体质和气郁体质，适用于气滞血瘀证，常见下腹胀痛，月经延后，颜色暗而有血块，甚或经闭不行，伴有胸胁胀痛，精神抑郁，烦躁易怒等。

【食材功用】山楂，性微温，味甘酸，具有消食健胃、行气散瘀、化浊降脂的功效，适用于肉食积滞，胃脘胀满，泻痢腹痛，瘀血经闭，产后瘀阻，心腹刺痛，胸痹心痛，疝气疼痛，高脂血症。鸡内金，性平，味甘，具有健胃消食、涩精止遗、通淋化石的功效，适用于食积不消，呕吐泻痢，小儿疳积，遗尿，遗精，石淋涩痛，胆胀胁痛。桃仁，性平，味甘苦，无毒，具有破血行瘀、润燥滑肠的功效，适用于经闭，癥瘕，热病蓄血，风痹，疟疾，跌打损伤，瘀血肿痛，血燥便秘。孕妇忌服。

（八）气郁质

【体质特征】气机郁滞，以神情抑郁、忧虑脆弱等气郁表现为主要特征。形体瘦者为多，性格内向不稳定，敏感多虑，易患脏躁、梅核气、百合病及郁证等，对精神刺激适应能力较差，不适应阴雨天气。神情抑郁，情感脆弱，烦闷不乐，舌淡红，苔薄白，脉弦。

【调养原则】疏肝解郁。药物调养可服用疏肝理气解郁之品。饮食调养可少饮酒以活动血脉。多食行气、解郁、消食、醒神的食物，如佛手、橙子、橘皮、荞麦、韭菜、茴香菜、黄花菜、玫瑰花、大蒜、海带、山楂等。禁食辛辣、咖啡、浓茶等刺激食物，少量食用肥甘厚味、油煎炸的食物。

1. 玫瑰露酒（《全国中药成药处方集》）

【食材与制作】鲜玫瑰花 7 份，冰糖 4 份，白酒 30 份。将玫瑰花与冰糖放入酒中，密封浸泡 30 天即可。

【适用人群】适用于气郁体质和瘀血体质，适用于气滞血瘀证，常见月经不调，胸胁疼痛，情志不遂而致乳痈等。

【食材功用】玫瑰花，性温，味甘微苦，具有行气解郁、和血止痛的功效，适用于肝胃气痛，食少呕恶，月经不调，跌仆伤痛。阴虚火旺者慎服。冰糖，性平，味甘，具有健脾和胃、润肺止咳的功效，适用于脾胃气虚，肺燥咳嗽，或痰中带血。白酒，性温，味辛甘苦，有毒，具有通血脉、行药势的功效，适用于风寒痹痛，筋脉挛急，胸痹，心痛，脘腹冷痛。阴虚、失血及湿热甚者忌服。

2. 薤白粥（《寿亲养老新书》）

【食材与制作】薤白 1 份，粳米 10 份，葱白、生姜、花椒末、盐适量。将薤白、葱白切碎，与粳米一同熬煮成粥，待粥成时加入少量生姜、花椒末、盐即可。

【适用人群】适用于气郁体质和痰湿体质，亦适用于痰浊壅盛证，常见前胸闷痛，或时常有胸前区憋闷感等。

【食材功用】薤白，性温，味苦辛，具有理气宽胸、通阳散结的功效，适用于胸痹心痛彻背，胸脘痞闷，咳喘痰多，脘腹疼痛，泻痢后重，白带，疮疖痈肿。阴虚发热者慎服。葱白，性温，味辛，具有发表通阳、解毒杀虫的功效，适用于风寒感冒，阴寒腹痛，二便不通，痢疾，疮痈肿痛，虫积腹痛。表虚多汗者慎服。粳米，性平，味甘，具有补气健脾、除烦渴、止泻痢的功效，适用于脾胃气虚，食少纳呆，倦怠乏力，心烦口渴。不可与苍耳子、马肉同食。生姜，性微温，味辛，具有解表散寒、温中止呕、化痰止咳、解鱼蟹毒的功效，适用于风寒感冒，胃寒呕吐，寒痰咳嗽，鱼蟹中毒。阴虚内热之人及热盛之证忌用。花椒，性温，味辛，有小毒，具有温中止痛、除湿止泻、杀虫止痒的功效，适用于脾胃虚寒之脘腹冷痛，蛔虫腹痛，呕吐泄泻，肺寒咳喘，龋齿牙痛，阴痒带下，湿疹皮肤瘙痒。孕妇慎服。

3. 蜜饯山楂（《医钞类编》）

【食材与制作】生山楂 2 份，蜂蜜 1 份。生山楂去果核，加水煎煮 20 分钟，水将耗干时加入蜂蜜小火煮熟即可。

【适用人群】适用于气郁体质和瘀血体质，适用于食积不消或血瘀证，常见胃脘胀闷，恶心呕吐，嗳腐吞酸等，也可用于月经痛经，经血色暗有血块等。

【使用注意】阴虚内热者不宜。

【食材功用】生山楂，性微温，味甘酸，具有消食健胃、行气散瘀、化浊降脂的功效，适用于肉食积滞，胃脘胀满，泻痢腹痛，瘀血经闭，产后瘀阻，心腹刺痛，胸痹心痛，疝气疼痛，高脂血症。蜂蜜，性平，味甘，补中润燥，止痛解毒，外用生肌敛疮，适用于脘腹虚痛，肺燥干咳，肠燥便秘，解乌头类药毒，外治疮疡不敛，水火烫伤。湿热痰滞、胸闷不宽及便溏或泄泻者忌服。

（九）特禀质

【体质特征】先天失常，以生理缺陷、过敏反应等为主要特征。过敏体质者一般无特殊；先天禀赋异常者或有畸形，或有生理缺陷。随禀质不同情况各异，过敏体质者易患哮喘、荨麻疹、花粉症及药物过敏等；遗传性疾病如血友病、先天愚型等；胎传性疾病如五迟（立迟、行迟、发迟、齿迟和语迟）、五软（头软、项软、手足软、肌肉软、口软）、解颅、胎惊等。适应能力差，如过敏体质者对易致过敏季节适应能力差，易引发宿疾。过敏体质者常见哮喘、风团、咽痒、鼻塞、喷嚏等；患遗传性疾病者有垂直遗传、先天性、家族性特征；患胎传性疾病者具有母体影响胎儿个体生长发育及相关疾病特征。

【调养原则】固表养血祛风。药物调养可服用益气固表之品。饮食调养宜食用一些能够起到益气固表作用的食物，少食用蚕豆、牛肉、白扁豆、鹅肉、鲫鱼、虾、蟹、茄子、辣椒、浓茶、咖啡、酒等，荞麦中含有致敏物质荞麦荧光素，过敏体质者最好不要食用。

1. 鸡露（《本草纲目拾遗》）

【食材与制作】童子鸡1只。将鸡去内脏洗净切块，放入汽锅内不加水加热，利用汽锅所产生的蒸馏水，制得鸡露即可。

【适用人群】适用于特禀体质和平和体质，亦适用于气血不足证，常见病后产后、体弱多病及老年人四肢无力，倦怠懒言等。

【食材功用】童子鸡，性温，味甘，具有温中益气、补精填髓的功效，适用于虚劳羸瘦，病后体虚，食少纳呆，反胃，腹泻下痢，消渴，水肿，小便频数，崩漏带下，产后乳少。凡实证、邪毒未清者慎用。

2. 米露（《本草纲目拾遗》）

【食材与制作】新鲜大米1份。新鲜大米放在蒸馏瓶中，加水蒸馏，取蒸馏液即可。

【适用人群】适用于特禀体质和平和体质，亦适用于脾胃不和证，常见食少纳差、脘腹胀闷等。

【食材功用】新鲜大米，性平，味甘，具有补气健脾、除烦渴、止泻痢的功效，适用于脾胃气虚，食少纳呆，倦怠乏力，心烦口渴。不可与苍耳子、马肉同食。

3. 牛乳粥（《调疾饮食辨》）

【食材与制作】牛乳2份，粳米1份，白糖适量。粳米加水适量煮粥，煮至

20 分钟时，放牛乳继续煮至粥成，加入白糖即可。

【适用人群】适用于特禀体质和平和体质，亦适用于气血不足，阴血亏虚，常见久病后脏腑失养，面色苍白，不思饮食，食后腹胀，大便溏稀等。

【使用注意】水肿浮肿者不宜食。

【食材功用】牛乳，性微寒，味甘，具有补虚损、益肺胃、养血、生津润燥、解毒的功效，适用于虚弱劳损，反胃噎膈，消渴，血虚便秘，气虚下痢，黄疸。脾胃虚寒作泻、中有冷痰积饮者慎服。粳米，性平，味甘，具有补气健脾、除烦渴、止泻痢的功效，适用于脾胃气虚，食少纳呆，倦怠乏力，心烦口渴。不可与苍耳子、马肉同食。

二、中医疫病防治的外治法

关于中医外治法的记载最初见于《黄帝内经》，真正完善形成于清代，清代吴师机所著《理瀹骈文》是我国第一部外治学专著，该书理法方药齐备，是中医外治法完善的标志。中医外治法有广义和狭义之分，广义上指除中药内服法外所有治疗疾病的方法；狭义上是以中医基础理论为指导，运用特定手段及药物施用于人体皮肤、孔窍、经络、腧穴等部位，以发挥其疏通经络、调节气血、解毒化瘀、扶正祛邪等作用的治疗方法。中医外治法防治疫病由来已久，《素问·刺法论》中提出针刺治疫之法，“须穷刺法，可以折郁扶运，补弱全真，泻盛蠲余”。《备急千金要方》中记载佩“绛囊”可“避疫情，令人不染”。《痧胀玉衡·序》记载：“顷之，症变而为嗽，嗽甚轻，不半日随毙……用前法挑之，亦随愈焉。”提出刮痧可治疗古代时疫。清代刘奎在《松峰说疫》首创解毒、针刮、涌吐、罨熨、助汗、除秽、宜忌、符咒治瘟疫八法及时祛除病邪，记载除瘟方 49 首，主要外治法包括针刮、罨熨、除秽、点眼、塞鼻、涂敷、取嚏、吹药、药浴等。

（一）香囊疗法

香囊疗法历史悠久，是指将药末装在特别的囊状布袋或绸袋中，佩戴在胸前、腰际等处，或装入贴身衣袋内或悬于床帐、门口等处，以防治疫病的方法。早在《山海经·西山经》就有佩戴草药预防疫疾的记载，其言：“有草焉，名曰薰草，麻叶而方茎，赤华而黑实，臭如靡芜，佩之可以已疠。”唐代孙思邈《备急千金要方》中记载佩“绛囊”，可以“避疫情，令人不染”。孙思邈在《备急千金要方·辟瘟》中记载：“三角绛袋盛。一两带心前，并挂门户上。若逢大疫之年，以月旦青布裹一刀圭，中庭烧之。温病患亦烧熏之。”就是用香佩法和烧熏法预防瘟疫。葛洪在《肘后备急方》中云：“辟温气方，太乙流金散……三角绛袋盛一两，带心前，并挂门户上。”“虎头杀鬼方……绛囊盛，系臂……家中置屋四角。”“捣女青屑，三角绛囊贮，系户上、帐前。”“马蹄捣屑二两，绛囊带之。”在其中多个香囊悬挂起来以防时疫。明代李时珍在《本草纲目·瘟疫》中收录的辟疫中药就有降香、木香、苏合香、沉香等。清代的《松峰说疫》中描述“透顶清凉散：凡遇时令不正，瘟疫流行，人各带之，或嗅鼻，可免侵染”，也是以香囊佩戴于身以防感染瘟疫。清代吴师机在《理瀹骈文》中记载了辟瘟囊、绛囊等多种香囊方子。可见香囊早在古代就用来防疫，并且可分为单味药香囊和复方香囊。如明代《本草蒙筌》中记载的蛇含草、《雷公炮制药性解》中的雄黄、《滇南本草》中的草果，以及清代《本草纲目拾遗》中的辟瘟草，都是当时被广泛运用于香囊的单味香药。中药复方香囊如晋代的《肘后备急方》首载用太乙流金方、虎头杀鬼方作为“辟瘟气”之方佩戴以防疫，其中太乙流金散取雄黄、雌黄、矾石、鬼箭、羚羊角（现已禁用）研磨后“挂门户上”；而虎头杀鬼丸是将朱砂、雄黄、雌黄、鬼臼、皂荚、芜荑等药物研末后系在前臂和屋内四角；《备急千金要方》载将雄黄丸“装袋佩戴”以辟汉建宁二年“太岁在酉，疫气流行，死者极众”之大疫；《松峰说疫》中载老君神明散以“苍术、桔梗、细辛、附子、乌头共为细末，带于身边，可免瘟疫”。《理瀹骈文》中的避瘟囊方以“羌活、大黄、柴胡、苍术、细辛、吴茱萸各一钱，共研细末，绛囊盛之，佩于胸前”等。国医大师周仲瑛建议佩戴香囊预防疫病，以“芳香避秽，化浊解毒”，其方由藿香、苍术、白芷、草果、石菖蒲、艾叶和冰片组成。

（二）药物熏蒸法

药物熏蒸法是指将药物点燃或蒸煮，以其散发而出的气味或烟雾祛邪避秽的一种防疫方法。此法适用于家庭、社区、学校、办公等人口聚集之处，可依环境、人群喜好等情况，选择燃烧或是熏蒸。《帝京岁时纪胜》记载，早在汉代，人们于端午时用雄黄浸酒，挥洒床间帐，以避毒虫。晋代葛洪《肘后备急方》

最先提出了熏蒸防疫方法，书中记载："断瘟疫病令不相染，密以艾灸病人床四角。"说明艾叶熏蒸能够达到消毒隔离的作用，且已广泛应用。并首次提出以雄黄、雌黄、朱砂等为主的空气消毒药物，制成太乙流金方和虎头杀鬼方两首消毒方。"若逢大疫之年，要在中庭烧之。温病人亦烧熏之。"随后，唐代孙思邈将此法继承和发展，增加了白术、白芷、菖蒲、川芎、鬼督邮、桔梗、藜芦等大量植物类熏烟防疫药物，以及杀鬼烧药方、熏百鬼恶气方、雄黄丸等空气消毒方。《串雅内外编》中亦有空气消毒预防瘟疫的记载："藜藿一两，虎头一两五钱，雄黄、鬼臼、天雄、皂荚、芜荑各五钱。上为末，蜜丸如皂子大。热病时气烧一丸安床头。"张介宾在《景岳全书·瘟疫》论避疫法时述："治天行时气、宅舍怪异，用降真香烧焚，大解邪秽，小儿带之，能解诸邪，最验。"明代《本草纲目》记载了空气消毒避秽之法："凡疫气流传，房内苍术、艾叶、白芷、丁香、硫黄等药焚烧。"清代王孟英《随息居霍乱论》中也载："天时潮蒸，室中宜焚大黄、茵陈之类，亦可以解秽气，或以艾搓为绳点之亦佳。"《太医院秘藏膏丹丸散方剂》载："避瘟丹烧之，令瘟疫不染。"其药物组成为乳香、降香、苍术、细辛、川芎、甘草。清代刘奎《松峰说疫》中记载了较为详细的焚烧除秽方法，"以苍术、降香为共末"自拟苍降反魂香祛邪避秽，同时记载了避瘟丹、太苍公避瘟丹、李子建杀鬼丸、神圣避瘟丹、避瘟杀鬼丸等避瘟方，可通过焚烧起到预防和治疗疫病的作用。苍术、艾叶是熏蒸法的常用药物，李时珍记载苍术"能除恶气，古今病疫及岁旦，人家往往烧苍术以辟邪气，故时疫之病多用"。张山雷谓："苍术，气味雄厚，较白术愈猛，能彻上彻下，燥湿而宣化痰饮，芳香辟秽，胜四时不正之气。"孙思邈《备急千金要方》中记载："凡入吴蜀地游宦，体上常须两三处灸之，勿令疮暂瘥，瘴疠温疟毒气不能着人也。"《本草正》记载："艾叶，能通十二经脉，而尤为肝脾肾之药，善于温中、逐冷、除湿，行血中之气，气中之滞……或生用捣汁，或熟用煎汤，或用灸百病，或炒热熨敷可通经络，或袋盛包裹可温脐膝，表里生熟，俱有所宜。"韩愈在《谴疟鬼》中记述："医师加百毒，熏灌无停机。灸师施艾炷，酷若烈火围。"说明当时已有医生应用艾叶进行疫病的治疗。现代药理学研究证明，苍术、艾叶烟熏对部分细菌具有显著灭菌效果，优于紫外线及乳酸消毒，在预防流感发病方面，使用艾条熏蒸空气消毒比自然通风、动态空气消毒机消毒更具优势。研究证明，在突发公共卫生事件中，中药熏蒸疗法能够杀灭人员密集的动态环境中的细菌，在预防医院感染方面效果较佳。

（三）取嚏法

取嚏法指使用药物或棉絮、羽毛等刺激鼻腔黏膜而引发喷嚏，达到祛除病邪、治疗疾病目的的一种治疗方法。《理瀹骈文》载："连嚏数十次则腠理自松，即解肌也。"指出取嚏能够振奋阳气、祛邪外出。《医事启源》认为："搐鼻取嚏，以发泄郁邪，开达壅塞，其法创见于《灵枢·杂病》，云：哕，以草刺鼻嚏，嚏而已。《金匮》头中寒湿，内药鼻中。《千金翼》及《外台》删繁方，搐鼻并同瓜蒂……中医有用者，近人且有薄荷冰研射鼻窍治脑膜炎之方，后法胜前在发明之。"然而明确提出用取嚏法防止传染的是元代《外科精义》通气散，由延胡索一两五钱，猪牙皂角、川芎各一两，藜芦五钱，踯躅花二钱五分组成，用纸燃蘸少许，纴于鼻中，取嚏为效。原文载其："治时气头面赤肿，或咽喉闭塞不通，用之取嚏，喷七八遍，泄出其毒则愈。若看病之人用此药，必不传染。"对于诸恶毒气病用仓公散方，其云："取散如大豆，纳管中吹病人鼻，得嚏则气通便活，若未嚏，复更吹之，以得嚏为度。"刘奎《松峰说疫》中记载方剂透顶清凉散、入病家不染方、又避瘟方、观音救苦散。如透顶清凉散，白芷、细辛、当归、明雄、牙皂各等分，用法为用时令病者噙水口内，将药搐鼻，吐水取嚏；不嚏，再吹。或嗅鼻。又避瘟方："入瘟家，以麻油涂鼻孔，出再取嚏，则不染。"入病家不染方，方中雄黄解毒，苍术燥湿祛风，共同祛邪解毒。用法为香油和雄黄、苍术末，涂鼻孔，既出，纸条探嚏。观音救苦散，方含川芎 3 钱，藿香 3 钱，葱芦 3 钱，丹皮 2 钱（去心），延胡索 2 钱，朱砂 2 钱，雄黄 4 钱，白芷 4 钱，牙皂 4 钱，上为细末，朱、雄另研调入收贮，用时光噙水在口内，次以药吸入两鼻孔，吐水取嚏，预防瘟疫。

（四）塞鼻法

塞鼻法是将药物研制成适宜剂型（如丸、散、膏等），塞入鼻内，通过鼻腔黏膜的吸收，以治疗疾病的一种外治方法。《黄帝内经》有"肺主鼻"之说，纳于鼻腔之药，其气首先下传于肺，然后由肺敷布到全身而发挥治疗作用。如用度瘴发汗青散辟时行病，“以二大豆许纳鼻孔中，觉燥涕出，一日可三四度”。《温疫萃言》载张王丰方：治天时温疫病气，用孩儿菊，俗名醒头草，取叶塞鼻中，秽气不染。新鲜家苏叶，功用相同，亦可如上法，挼塞鼻中。《医方考》载五神丸塞鼻法：青黛五钱，麝香二分，白矾五钱，白芷二钱，官桂五钱，朱砂一钱，巴豆四十九粒（去壳），黑豆三十六粒，硫黄五钱，雄黄一钱。共研为末，用五家粽角为丸，如梧桐子大，阴干，收贮听用。凡遇患疟之人，于疟发之日侵晨，用绵包裹塞于鼻中，男左、女右用之。疟疾，一岁之中，长幼相似者，名曰疫疟，此法主之神良。《医方考》载辟瘟法：凡觉天行时气，恐其相染，须日饮雄黄酒一卮，仍以雄黄豆许用绵裹之，塞鼻一窍，男左女右用之。或用大蒜塞鼻，或用阿魏塞鼻皆良。《松峰说疫》载塞鼻手握出汗方：麝香、黄连、朱砂各三分，斑蝥一分。共为细末，枣肉为丸，银朱三分为衣，作两丸，用绢包，一塞鼻内，男左女右。一握手中，出汗即愈。谵语，循衣摸床，形如醉人，且如猴像，呃逆目赤。俗云猴症，实阳毒也。《松峰说疫》载杨氏一字散：雄黄（水洗）、蝎梢、枯矾、藜芦、牙皂（炙焦）各等分。上共为细末，用一豆大纳鼻中，搐之立效。主其治咽塞，水谷不下，牙关紧急，不省人事。

（五）针灸疗法

针灸疗法防治疫病主要包括针刺、艾灸、刺络放血。《黄帝内经》首次记载针刺治疗传染病，并专篇论述针刺治疗热病、疟疾、痢疾、痄腮等传染病的方法，其中放血疗法的应用较广，如《素问·刺疟》云：“疟发，身方热，刺跗上动脉，开其空出其血，立寒。”唐代《备急千金要方》《外台秘要》中有艾灸防治疫病的记载。唐代孙思邈《备急千金要方》中首次提出使用灸法预防传染病。明清时期，由于疫病流行，诸多医家都在治疫的专著中记载了针灸疗法的应用，如王孟英的《随息居霍乱论》、郭志邃的《痧胀玉衡》、刘奎的《松峰说疫》等。

1. 刺络放血

刺络放血源于新时期时代的砭石刺血，是指使用一定的工具刺浅表静脉、穴位或身体局部，放出一定量的血液，通过调整脏腑经络气血，达到治疗疾病的目的。疫病急性期多表现出壮热与毒邪，放血疗法以其祛邪外出的特点，在痧证、霍乱、鼠疫、白喉及瘟疫重危之时应用广泛，且疗效极佳。《痧惊合璧》载：“触犯时气传染，或秽恶之气相犯，必兼痧胀……左腿弯有青筋数条，故昏迷痰喘，先刺其痧筋，出其毒血。”沈青芝《喉科集腋》主张舌底刺血放血治疗各种喉病：“凡遇喉痹缠喉、白喉、痧喉、单双蛾、风火喉之重者……以针于舌根底下两边青筋，刺入以分许为度，放出恶血。”“至于瘟疫，或有咽喉诸症则刺少商穴。或体厥脉厥等症则刺少商穴，并十指上薄肉。”王孟英在《随息居重订霍乱论》中记载霍乱初得之时，“宜即用针刺尺泽穴，出紫黑血，则毒气外泄矣”。廖润鸿在《针灸集成》记载蛤蟆瘟的治法：“其热传染，或作大头瘟，或无病人传染者下气必绝，或有作热仍成大肿而毙者，急以三棱针贯刺头额上当阳血络及太阳血络，多出恶血……神效。”刘奎《松峰说疫》列杂疫72种，其中42种用到放血法，刘奎提出痘疫属热毒者皆可放血：“余见刮挑者，往往待瘟邪入里，现谵狂等症方用之，初感即用此方当更善也。”“痧瘴诸症等疫疠怪疾，各有简便良方，针灸奇术，皆能回春于瞬息，奏效于目前，真可以参变阴阳，起回生死。”如虾蟆瘟的治法：其治疗捷法，于初起时，用手在患者两臂，自肩、项，极力将其中凝滞疠气恶血，赶至手腕数次，用带子将手腕扎住，不令恶血走散，用针刺少商穴，并十指近甲盖薄肉正中处，捻出恶血则愈。又法，将脖项患处，口衔盐水，用力吮咂，俟其皮色红紫成片则愈。或用针将项下一挑，手捻针孔出血，密密挑捻愈。

刺络放血简便效捷，可用于疫病的任何阶段，“烈性疫病”及疫病急危重症的抢救均可应用。①鼠疫：尺泽、委中、少商、十宣、十二井穴、肘弯腿弯大血管、结核局部等。《鼠疫汇编》云：“若疫盛行时，忽手足抽搐、不省人事、面目周身皆赤，此鼠疫急症，非风非脱，忌艾火与参，急用大针刺两手足弯处，约半分深，捻出毒血，其人必醒……或拈痧或刮痧亦可醒。”②霍乱：少商、曲池、委中、十宣、舌下两旁之黑筋、素髎、风府、风池、上脘、下脘、中脘；商阳、厉兑、承筋、承山、人迎。③痧证：百会、印堂、太阳、喉中两旁、舌下两旁、双乳、十宣、两臂弯、两腿弯。痧证患者若有颊筋显现，必须刺之，放出毒血，再据证用药，如此，可万不一失（《痧胀玉衡》）。④喉疫：行针时宜先从少商、少冲、合谷三穴始，各依手法针之。若病重者，先从囟会、前顶、百合、后顶、风府、颊车、风池诸穴针之；留肩井、尺泽、曲泽、小海、少海、商阳、中冲、照海、足三里、隐白诸穴。视病势轻重而选用之。不可一时针尽。唯遇喉风之重症者，方可周身用针（《重楼玉钥》）。

2. 灸法

灸法利用艾草燃烧的温热性，作用于人体腧穴，具有温阳补气、祛邪扶正、祛湿化浊之功，广泛应用于瘟疫防治。《备急千金要方》中记载："凡人吴蜀地游宦，体上常须三两处灸之，勿令疮暂瘥，则瘴疠瘟疟毒气不能着人也……未久即起小疱，谓之天灸，尚能愈疟。"疫病急性期正邪交争剧烈，艾灸可起到温阳固脱、回阳救逆的作用。如《岭南卫生方》云："瘴病既久，气血虚，服药必不作效，宜灸膏肓并大椎骨下及足三里。"《扁鹊心书》云："如伤寒、疽疮、痨瘵、中风、肿胀、泄泻、久痢、喉痹、小儿急慢惊风、痘疹黑陷等证。若灸迟，真气已脱，虽灸亦无用矣；若能早灸，自然阳气不绝，性命坚牢。"又如《外台秘要》云："天行病，若大困，患人舌燥如锯，极渴不能服药者……同时灸巨阙三十壮。"仝小林院士提出："新型冠状病毒感染当属寒湿疫，病位主要在肺。治法上用辛温解表之法，可以艾灸神阙、关元、气海、足三里等，温阳散寒、除湿，调理脾胃，提高免疫力。"通过艾灸特定的腧穴，能温经散寒、祛湿，助脾胃升清降浊，同时，艾灸的温度及艾烟具有抗菌、抗真菌、抗病毒作用，家庭有条件者及隔离观察者均可艾灸足三里（双侧）、气海、关元、中脘，以调理脾胃，培补正气，预防疫病。

3. 刺络拔罐

刺络拔罐是刺血疗法与拔罐相结合的一种外治疗法，皮肤消毒后，先用梅花针浅刺体表经络，再通过拔罐的负压吸引作用将体内瘀血拔出体外。祛瘀血则经络通，刺络拔罐不仅能疏通经络，行气活血，还能调理气机，在疫病的治疗中，可以导邪外出。如《时疫核标蛇症治法》记载了刺络拔罐治疗鼠疫的方法："以中食二指，将核之皮面钳红，然后取玻璃针尖刺之。刺约数下即可。须先预备小竹筒一个，大铜钱一文，用纸包之，捻成一马蹄形，以油湿其蒂，待刺见血后，急用火燃着其蒂，置于核上，然后以竹筒之口将火盖紧，用手扶住，勿令泄气，于是将核内之血吸出，约片刻即可启筒，将血拭去。"之后将熊胆用酒调好搽之，干则再搽，务令常湿，须留刺口不搽，使毒气能够外泄，最后使用敷核散外敷。

（六）刮痧疗法

刮痧疗法是以中医整体观和经络腧穴理论为指导，采用特定工具在体表刮擦，使皮肤表面出现片状或点状瘀血，具有活血与祛邪作用的一种外治方法。现代研究表明，刮痧可以通过促进血液循环，激活机体免疫系统，提高机体免疫力。郭志邃的《痧胀玉衡》是现存最早一部专门论述刮痧疗法的著作。《痧胀玉衡·序》曰："顷之，症变而为嗽，嗽甚轻，不半日随毙……用前法挑之，亦随愈焉。"可见刮痧疗法在古代时疫中行之有效。《鼠疫汇编》记载鼠疫急症患者昏迷者，可刮额使患者清醒，"此鼠疫急症……急用大针刺两手足弯处，约半分深，捻出毒血，其人必醒……或拈痧或刮痧亦可醒"，《时疫核标蛇症治法》记载鼠疫与液症急危重症时可拉大筋，"凡生核与标蛇及各急症，当危急时，病人倒地不省人事，法当拉两胁下大筋数下，则病人醒回"。《痧胀玉衡》详细指出刮痧的具体应用及作用，其云："刮痧法，背脊颈骨上下及胸前胁肋两背肩、臂股痧，用铜钱蘸香油刮之，或用刮舌抿子脚蘸香油刮之。头额、腿上痧，用棉纱线或麻线蘸香油刮之。大小腹软肉内痧，用食盐以手擦之。""痧在肌肤者，刮之而愈；痧在血肉者，放之而愈。""凡气分有痧，宜用刮；血分有痧，宜用放。""肌肤痧用油盐刮之，则痧毒不内攻；血内痧有青紫筋，刺之则痧毒有所泄。"刘奎《松峰说疫》提出刮法可用蛤壳、瓷盅、麻、铜钱四种，刮时或蘸清水，或盐水，或香油。用小枣蘸烧酒刮瘟疫者，虽取以火攻火固已，实则不如易以蓖麻油或麻汁蘸刮更捷。刮挑之法，初感即用，往往比待瘟邪入里时用之更善。刮针穴道颈项后当中，刮一道；两旁左右大筋上，各刮一道；左右两肩软肉处，各刮一道；两肩下脊背上软肉处，各刮一道；脊骨两旁，竖刮各两道；脊后胁间肋缝中软肉处，左右各刮数道；前侠旁软肉处，斜刮各一道；前胁间肋缝中软肉处，左右各刮数道。每处如刮出紫疙瘩，随用针挑破，摄血。治疗胁痛瘟时，萝白切片或青布包黑矾，蘸烧酒刮痛处，出痧即愈。治疗板肠瘟，其云："给予刮痧治疗，用麻一缕，如指粗，自两肩头刮至手腕，刮出紫疙瘩，针刺破，挤去恶血，又自两大腿跟刮至两足跟，有紫疙瘩刺破，去恶血（俱男先左，女先右）。又自咽窝刮至脐下，刺法如前，实时汗愈。"

（七）中药贴敷疗法

中药贴敷疗法以中医基本理论为指导，将中药制剂贴敷于人体穴位、经络或病变局部，温经通络，行气化瘀，以达到治疗及预防作用的一种传统医学疗法。最早记载于甲骨文《殷墟卜辞》中，晋、唐之后出现了将外敷药物与经络腧穴学说相结合的治疗方法，形成了穴位贴敷疗法的雏形。至明清时代，穴位贴敷发展趋于成熟，吴尚先的《理瀹骈文》提出："外治之理，即内治之理；外治之药，即内治之药。""外治之理即内治之理，外治之药亦内治"成为后世中药贴敷治疗的基本准则。中药贴敷疗法在疫病治疗中亦有广泛应用，如《松峰说疫》中治疗妊娠瘟疫的罩胎散和涂脐散，治疗小儿瘟疫的二香散等。

1. 罩胎散《松峰说疫》

嫩卷荷叶（晒干，宜平时收贮，临时急用则烘干）五钱，蚌粉二钱五分，上共为末，每用新汲水入蜜，调服三钱，再做一剂，涂腹上。又方井底泥涂足心。治孕娠时症，令子不安。又方用灶底中对锅脐土，研细，水调服，仍涂脐，干再换。

2. 涂脐散《松峰说疫》

井底泥、青黛、伏龙肝，共末调匀，涂脐上。干，再换。

3. 无名方《松峰说疫》

妊娠热病，车辖脂、黄酒和服。青羊屎研烂，涂脐安胎。

4. 二香散《松峰说疫》

治天行壮热。木香（末，三分）、檀香（末，三分），清水和服（仍用温水调涂囟门）。

5. 刘尚书方《松峰说疫》

治湿热发黄，昏闷不省，死在须臾。白毛乌骨鸡一只，干去毛，破开，去肠杂，捣，铺心头，少顷即活。

6. 鸬鹚瘟《松峰说疫》

其症两腮肿胀，憎寒，恶热。外用赤小豆、柏叶，共捣烂，水醋调敷。

7. 蚰蜒翻《松峰说疫》（小儿多患此病）

两目红肿，鼻流涕，日夜啼号。以针密刺太阳穴（两眉尖后），如指甲大一块，立愈。刺后以芋头捣烂，敷印堂至山根。

8. 缠丝挣《松峰说疫》

其症腹胀痛，头痛，心烦，以醋擦配合针刺治。前后心或有紫黄眼子，针破以醋擦之。如遍体麻木，无此痕者亦是此证。将胳膊腕、腿腕青筋针出紫血，用炒盐调滚水灌之即愈。水入姜三片亦可。

9. 无名方《广瘟疫论》

凡小便不利，日久下关不通，必反于上。往往有呕吐、呃逆、涓滴不能下咽，至汤药不进者。当用敷脐法：大田螺一枚，捣烂，入麝香三厘，敷脐上，帛束之即通，一见点滴即受汤药。古法有用葱熨及井底泥敷少腹者，俱可参用，但不宜于阴竭之虚人耳。

（八）药浴疗法

药浴疗法即辨证选用中草药熬制后洗浴全身，或浸渍患处，以预防或治疗疾病，古称“水疗”，属于中医外治法中的一种。药浴可通过肌肤、腠理、经络调节气血脏腑功能，以祛邪扶正、调整阴阳而发挥作用。早在《五十二病方》中便有雷丸沐浴治疗婴儿病痫的记载。《松峰说疫》中记载了有关药浴疗法治疗疫病的应用。卷之二瘟疫统治八法助汗法中的桃枝浴法：“治瘟疫初感，发热恶寒、无汗者。取东南桃枝煎汤，趁热浴之。”治疗小儿瘟疫的桃叶浴法：“桃叶三四两，熬水，日五六遍浇淋之。再用雄鼠屎微烧，取二枚，研，水和服。”治疗天时热毒攻手足肿痛的猪蹄汤：“猪蹄（一具，去毛），葱（一握），水煮汁，入盐少许，渍之。”治疗热病余毒的渍方：“毒攻手足，疼痛欲脱。稻秸烧灰存性，煮水频渍患处。”卷之五诸方避瘟方中一方：“以贯众浸水用之，或苍术浸水用。”

此外，首创治瘟疫八法的著作《松峰说疫》一书中还列出了点眼、吹药、罨熨等特色治法，如罨熨法用生葱、生姜、生萝卜入锅炒热，布包熨患处，汗出而愈。比如取汗方：用新青布一块，冷水或黄连水浸过，略挤干，置胸上良久，布热即易之，须臾，当汗出，或作战汗而解。夏月极热用此法，他时斟酌用之。凡瘟症，热在上中焦皆可用之，清热解毒，邪解而汗出，非能发汗也。或者将药物研成极细粉末，用细竹管、鹅翎管或特殊吹药器具，将药物吹入鼻、口或喉中，使药物直达病处而发挥疗效的吹药法，可以用来治疗葡萄疫、发黄等疫病。或者将药物制成药液直接点入眼部，以治疗疾病的点眼疗法。如普救五瘟丹，冰片（六分）、牛黄（一钱）、麻黄（二钱四厘）、琥珀（一钱五厘）、生甘草（三钱五分）共为细末，瓷瓶收贮。专点伤寒、瘟疫。用水蘸药点两眼角一次，不汗再点，必汗出。再如《松峰说疫》主治“阴阳二痧，咽喉诸症，一切肿毒恶疮，蛇蝎伤”的观音救苦丹，火硝一两，白矾四两，黄丹二两，朱砂五分，明雄五分。上为细末，勺化开候稍冷，搓成小锭，瓷器收贮听用，毋出气。磨点眼角 2～3 次；治咽喉诸症，含麦大 1 块，化咽；一切肿毒恶疮，蛇蝎伤，津研擦患处。

三、中医疫病防治的方药应用

（一）温热疫的治疗用方

1. 犀角地黄汤

【原方出处】唐代孙思邈《备急千金要方》。

【药物组成】犀角（现用水牛角代替）一两，生地黄八两，芍药三两，牡丹皮二两。

【制法用法】作汤剂，水煎服，水牛角镑片先煎，余药后下。上四味，㕮咀，以水九升，煮取三升，分三服。

【功效主治】清热解毒，凉血散瘀。适用于热入血分证和热迫血溢证。用于伤寒及温病应发汗而不发之内瘀血蓄血者，及鼻衄、吐血不尽，内余瘀血，面黄，大便黑者。

【方义解读】方用苦咸寒之犀角（现用水牛角代）为君，直入血分，凉血清心而解热毒，使热清毒解血宁。臣以甘苦寒之生地黄，清热凉血养阴，既助君药清热凉血，又复已失之阴血。君臣相伍，以清为主，兼以补固。芍药、牡丹皮为佐，清热凉血，活血散瘀，可收化斑之功。四药相配，共成清热解毒、凉血散瘀之剂。

【医家论述】《丁甘仁医案》治痧喉：王右，年三十岁，本丹阳人，客居沪上，患烂喉丹痧甚重，丹痧显布，壮热不退，烦躁不寐，汤饮难咽，且是新婚之后，阴液早伤，疫火充斥，延余诊治。病已七天，诊脉弦洪而数，舌红绛起刺。余曰：此温疫之邪化火入营。伤阴劫津，内风欲动，势将痰涌气喘，危在旦夕间矣！随用犀角地黄汤合竹叶石膏汤加陈金汁竹沥、珠黄散等药，数日而愈。

按：丹痧显布，壮热不退，烦躁不寐，瘟疫之邪，化火入营，伤阴劫津。故烦躁不寐，脉弦洪而数，舌红绛起刺。提示：痧火已由气分隐入营血。故用药应清解疫毒，生津泄热，养阴凉血。

2. 银翘散

【原方出处】清代吴鞠通《温病条辨》。

【药物组成】连翘一两，银花一两，苦桔梗六钱，薄荷六钱，竹叶四钱，生甘草五钱，芥穗四钱，淡豆豉五钱，牛蒡子六钱。

【制法用法】上杵为散，每服六钱，鲜苇根汤煎，香气大出，即取服，勿过煎。肺药取轻清，过煮则味厚入中焦矣。病重者，约二时一服，日三服，夜一服；轻者，三时一服，日二服，夜一服；病不解者，作再服。

【功效主治】辛凉透表，清热解毒。温病初起，发热，微恶风寒，无汗或有汗不畅，口渴头痛，咽痛咳嗽，舌尖红，苔薄白或薄黄，脉浮数。

【方义解读】方中重用银花、连翘为君，二药气味芳香，既能疏散风热，清热解毒，又可辟秽化浊，在透散卫分表邪的同时，兼顾温热病邪易蕴而成毒，以及多夹秽浊之气的特点。薄荷、牛蒡子味辛而性凉，功善疏散上焦风热，兼可清利头目，解毒利咽；风温之邪居卫，恐唯用辛凉难开其表，遂入辛而微温之荆芥穗、淡豆豉，协君药开皮毛，以解表散邪，俱为臣药。芦根、竹叶清热生津；桔梗合牛蒡子宣肃肺气而止咳利咽，同为佐药。生甘草合桔梗利咽止痛，兼可调和药性，是为佐使。是方所用药物均系轻清之品，加之用法强调“香气大出，即取服，勿过煮”，体现了吴鞠通“治上焦如羽，非轻不举”（《温病条辨》）的用药原则。

【医家论述】赵，二十六岁，乙酉年十一月初四。六脉浮弦而数，弦则为风，浮为在表，数则为热，证现喉痛。卯酉终气，本为温病之明文。虽头痛、身痛、恶寒甚，不得误用辛温，宜辛凉芳香清上。盖上焦主表，表即上焦也。桔梗五钱，豆豉三钱，银花三钱，人中黄二钱，牛蒡子四钱，连翘三钱，荆芥穗五钱，郁金二钱，芦根五钱，薄荷五钱。煮三饭碗，先服一碗，即饮白开水，热啜一碗，覆被令微汗佳。得汗后，第二三碗不必饮热水。服一帖而表解，又服一帖而身热尽退。初七日，身热虽退，喉痛未止，与代赈普济散，日三四服，三日后痊愈（《吴鞠通医学全书·吴鞠通医案》）。

3. 清燥救肺汤

【原方出处】清代喻嘉言《医门法律》。

【药物组成】桑叶（经霜者，去枝、梗，净叶）三钱，石膏（煅）二钱五分，甘草一钱，人参七分，胡麻仁（炒，研）一钱，真阿胶八分，麦门冬（去心）一钱二分，杏仁（泡，去皮尖，炒黄）七分，枇杷叶（刷去毛，蜜涂，炙黄）一片。

【制法用法】水一碗，煎六分，频频二三次，滚热服。

【功效主治】清燥润肺，益气养阴。温燥伤肺证。身热头痛，干咳无痰，气逆而喘，咽喉干燥，鼻燥，胸满胁痛，心烦口渴，舌干少苔，脉虚大而数。

【方义解读】方中重用霜桑叶为君，取其质轻寒润入肺，清透宣泄燥热，清肺止咳。石膏辛甘大寒，善清肺热而兼能生津止渴；与甘寒养阴生津之麦门冬相伍，可助桑叶清除温燥，并兼顾损伤之津液，共为臣药。肺为娇脏，清肺不可过于寒凉，故石膏煅用。《素问·脏气法时论》曰："肺苦气上逆，急食苦以泄之。"用少量杏仁、枇杷叶苦降肺气，止咳平喘；阿胶、胡麻仁以助麦门冬养阴润燥。《难经·十四难》云："损其肺者，益其气。"而土为金之母，故用人参、甘草益气补中，培土生金，以上均为佐药。甘草调和药性，兼为使药。诸药合用，使燥热得清，气阴得复，肺金濡润，肺逆得降，诸症自除。

【医家论述】燥曰清者，伤于天之燥气，当清以化之，非比内伤血燥宜于润也。肺曰救者，燥从金化，最易自戕肺气。经言秋伤于燥，上逆而咳，发为痿厥。肺为娇脏，不容缓图，故曰救。石膏之辛，麦门之甘，杏仁之苦，肃清肺经之气；人参、甘草生津补土，培肺之母气；桑叶入肺走肾，枇杷叶入肝走肺，清西方之燥，泻东方之实；阿胶、胡麻色黑入肾，壮生水之源，虽亢火害金，水得承而制之，则肺之清气肃而治节行，尚何有喘呕痿厥之患哉？（王子接《绛雪园古方选注》）

4. 清营汤

【原方出处】清代吴鞠通《温病条辨》。

【药物组成】犀角（水牛角代）三钱，生地黄五钱，玄参三钱，竹叶心一钱，麦冬三钱，丹参二钱，黄连一钱五分，银花三钱，连翘（连心用）二钱。

【制法用法】上药，水八杯，煮取三杯，日三服。

【功效主治】清营解毒，透热养阴。适用于邪热初入营分证。症见身热夜甚，神烦少寐，时有谵语，目常喜开或喜闭，口渴或不渴，或斑疹隐隐，舌绛而干，脉细数。

【方义解读】方用苦咸寒之犀角（现用水牛角代）清解营分之热毒，为君药。热伤营阴，又以生地黄清热凉血养阴，麦冬清热养阴生津，玄参滋阴降火解毒，三药既可甘寒养阴保津，又可助君药清营凉血解毒，共为臣药。君臣相配，苦咸寒与甘寒并用，清营热而养营阴，祛邪扶正兼顾。温邪初入营分，尚有外泄之机，故用银花、连翘清热解毒，轻清透泄，促使营分热邪向外从气分透泄而解，此即叶桂所云“入营犹可透热转气”；竹叶清心除烦，黄连清心解毒；丹参清热凉血，并能活血散瘀，可防热与血结，深陷血分，共为佐药。诸药相伍，共成清营养阴透热之功。

【医家论述】春温坏证治验：范某年近五旬，犹纳宠妾，其下元阴气之虚，盖可知矣。冬间已常觉头痛恶风，口干溺赤。次年开春，遂大发热，口渴引饮，头痛怯风。乃《内经》云冬不藏精，春必病温之证也。不知用辛凉解肌，甘寒濡燥，而用桂枝、柴胡、羌活、防风等辛温发散，愈劫其阴，转更增剧。某医复用泡彡、柴胡、紫苏之类升发其阳，致龙相愈加升腾，发热烦躁不止，遂成燎原之势。又延某医，用大承气汤四剂不应，改用大剂调胃承气汤四剂，遂致洞泄不止，人事昏迷，舌绛干枯，发热如焚。延余诊视，六脉洪数搏指。初用防风通圣散，去硝、黄、苍术、麻黄、归、芎，以两解之，服后不应。改用清营汤，以清营中之热亦不应，而舌苔焦黑起芒刺矣。因思温邪伤阴，屡用承气下夺，洞泄又复伤阴，故口舌枯燥已极。前贤云：舌上津回则生。非令其泄止，津液何由得回？于是用生牡蛎二两，连服二剂，是夜只泄一次。次早改用增液汤合清营汤，送下牛黄清心丸一粒，晚间又服一粒，舌上津液渐回，神识渐清。后以大剂增液汤，调理廿余日始愈。伤寒虑亡阳，温病虑亡阴，司命者，可不知慎惧哉？尚按：温病误下而致洞泄不止，津液下溜，下多亡阴。用吴鞠通先生法，以一甲煎味咸而质黏性涩者，深入下焦以止其泄又不伤阴，施于此证，恰到好处，假令当时不遇乡先辈，此人不活矣。倘温病热病，不因误下而泄泻者，正是邪有出路，求之不得，不必止涩以增变。但于治温治热方中，加入金银花、霜桑叶、雅黄连等，以清其热，而泄自止，此则孟英先生屡经实验之法也。此病屡误之后，虽至人事昏迷，舌绛干枯，发热如焚，脉搏洪数，邪虽一半内陷，一半尚在心营肺卫之间，此时宜用丹溪清心汤去硝、黄，调服安宫牛黄丸，以泄卫透营，开窍通络，似较恰当。乃用防风通圣散，而不去荆、防，重蹈辛温发散之故辙，未免剪裁失当矣。

5. 银翘马勃散

【原方出处】清代吴鞠通《温病条辨》。

【药物组成】连翘一两，牛蒡子六钱，银花五钱，射干三钱，马勃二钱。

【制法用法】上杵为散。每服六钱，鲜苇根汤煎，香气大出，即取服，勿过煮。病重者，约二时一服，日三服，夜一服；轻者三时一服，日二服，夜一服；病不解者，作再服。

【功效主治】清热解毒，凉血利咽。适用于湿温喉阻咽痛，症见发热，口渴，咽痛，吞咽受阻，脉浮。

【方义解读】方用连翘、金银花清热解毒；牛蒡子、射干、马勃清利咽喉。综观全方，药简义明，力专效宏，共达清热利咽之效。

【医家论述】长氏，二十二岁。温热发疹，系木火有余之证，焉有可用足三阳经之羌防柴葛，诛伐无过之理，举世不知，其如人命何？议辛凉达表，非直攻表也；芳香透络，非香燥也。

初四日，连翘六钱，银花八钱，薄荷三钱，桔梗五钱，玄参六钱，生草二钱，牛蒡子五钱，黄芩三钱，桑叶三钱，为粗末，分六包，一时许服一包，芦根汤煎。

初五日，温毒脉象模糊，舌黄喉痹，胸闷渴甚。议时时轻扬，勿令邪聚方妙。

连翘八钱，银花一两，薄荷三钱，玄参一两，射干三钱，人中黄三钱，黄连三钱，牛蒡子一两，黄芩三钱，桔梗一两，生石膏一两，郁金三钱，杏仁五钱，马勃三钱，共为粗末，分十二包，约一时服一包，芦根汤煎（《吴鞠通医案》）。

本案出自《吴鞠通医案》，先后共有七次诊疗。首诊吴鞠通将本证断为“木火有余”之“温热发疹”，以“辛凉达表，芳香透络”之法治疗，所拟方剂与银翘散相类。二诊时热毒稍减，所以说“温毒脉象模糊”，但此时邪热经首诊辛凉透散之后，内郁之火有外达之势，邪热痹于咽喉则“喉痹”，消铄气血则“胸闷渴甚”，此时当加强清透之力，继续祛除邪热。值得注意的是，案中提到“喉痹”一症，所谓“痹”，经常是多种邪气夹杂而成，因此在清热的同时，还要配伍凉血、化痰、通络、消肿之品，方能“勿令邪聚”。

（二）湿热疫的治疗用方

1. 达原饮

【原方出处】明代吴又可《温疫论》。

【药物组成】槟榔二钱，厚朴一钱，草果仁五分，知母一钱，芍药一钱，黄芩一钱，甘草五分。

【制法用法】用水二盅，煎八分，午后温服。

【功效主治】开达膜原，辟秽化浊。适用于瘟疫或疟疾，邪伏膜原证。瘟疫初起，先憎寒而后发热，日后但热而不憎寒。初得之二三日，其脉不浮不沉而数，昼夜发热，日晡益甚，头痛身痛。

【方义解读】该方是为瘟疫秽浊毒邪伏于膜原而设。《重订通俗伤寒论》说：“膜者，横膈之膜；原者，空隙之处。外通肌腠，内近胃腑，即三焦之关键，为内外交界之地，实一身之半表半里也。”《温疫论》说：“疫者感天地之疠气……邪从口鼻而入，则其所客，内不在脏腑，外不在经络，舍于伏脊之内，去表不远，附近于胃，乃表里之分界，是为半表半里，即《针经》所谓‘横连膜原’者也。”瘟疫邪入膜原半表半里，邪正相争，故见憎寒壮热；瘟疫热毒内侵入里，导致呕恶、头痛、烦躁、苔白厚如积粉等一派秽浊之候。此时邪不在表，忌用发汗；热中有湿，不能单纯清热；湿中有热，又忌片面燥湿。当以开达膜原，辟秽化浊为法。方用槟榔辛散湿邪，化痰破结，使邪速溃，为君药。厚朴芳香化浊，理气祛湿；草果辛香化浊，辟秽止呕，宣透伏邪，共为臣药。以上三药气味辛烈，可直达膜原，逐邪外出。凡温热疫毒之邪，最易化火伤阴，故用芍药、知母清热滋阴，并可防诸辛燥药之耗散阴津，黄芩苦寒，清热燥湿，共为佐药。配以甘草生用为使者，既能清热解毒，又可调和诸药。全方合用，共奏开达膜原、辟秽化浊、清热解毒之功，可使秽浊得化，热毒得清，阴津得复，则邪气溃散，速离膜原，故以“达原饮”名之。

【医家论述】道光朝琳贵妃使用达原饮之脉案：“道光二十九年十一月二十四

日，张镇、师国栋请得琳贵妃脉息弦数。系素有肝郁，复夹瘟疫，右项下漫肿，形势三寸有余，筋脉坚硬，痛连肩臂，有时头项作痛，寒热往来，此由胃热肝郁，外感瘟疫所致。恐瘟疫散后，筋脉坚硬不能骤消，今议用清肝达原饮，午服一帖调理。柴胡一钱五分，葛根一钱五分，草果一钱，厚朴二钱，黄芩三钱，知母三钱，牛蒡三钱，青皮二钱，槟榔二钱，赤芍三钱，甘草一钱，引用生姜三片。”服药后次日，症状有减，原方加焦三仙继服。二十六日，外感风寒，治以疏解。“二十七日张镇、师国栋请得琳贵妃脉息洪数，原系肝郁夹瘟，复受风寒之在症，昨服荆防杏苏饮，风寒已解，唯瘟疫自膜原发于肌肤，以致烦躁大热，凝滞腹痛，此由瘟疫流入大肠所致，今议用清热达原饮，午晚二帖调理。柴胡一钱五分，草果一钱五分，槟榔二钱，黄芩三钱，知母三钱，赤芍三钱，石膏三钱，炒栀子三钱，花粉三钱，厚朴一钱五分。”

按：由于患者素有肝郁复感瘟疫，导致“肝失疏泄”“脾失健运”，积聚内生，出现右项下漫肿，形势三寸有余，筋脉坚硬，痛连肩臂。辨证属胃热肝郁，外感瘟疫，治疗用达原饮加减。服药后次日，症状有减，原方加焦三仙继服。因复外感风寒，服荆防杏苏饮，风寒已解，但由于胃与肠的相通性，瘟疫流入大肠，出现烦躁大热，凝滞腹痛之象。根据以上情况，亦给予患者达原饮加减。

2. 甘露消毒丹

【原方出处】清代叶天士《医效秘传》。

【药物组成】飞滑石十五两，绵茵陈十一两，淡黄芩十两，石菖蒲六两，川贝母、木通各五两，藿香、射干、连翘、薄荷、白豆蔻各四两。

【制法用法】各药晒燥，生研极细（见火则药性变热），每服三钱，开水调服，日二次。或以神曲糊丸，如弹子大，开水化服亦可。

【功效主治】利湿化浊，清热解毒。适用于湿温时疫，邪在气分，湿热并重证。症见发热倦怠，胸闷腹胀，肢酸咽痛，身目发黄，颐肿口渴，小便短赤，泄泻淋浊，舌苔白或厚腻或干黄，脉濡数或滑数。

【方义解读】本方主治湿温、疫毒邪留气分，湿热并重之证。湿热交蒸，则身热肢体倦怠；热毒上攻，则咽颐肿痛而渴；热为湿遏，不得发越，则郁而为黄；湿热下注，则小便短赤，甚或淋浊、泄泻。观其舌质不绛，舌苔或白或腻或黄，知邪仍在气分，治宜利湿化浊、清热解毒之法。方中重用滑石、茵陈、黄芩三药为君，其中滑石清热利湿而解暑；茵陈清热利湿而退黄；黄芩清热燥湿，泻火解毒；三者相伍，清热利湿，两擅其长。以石菖蒲、藿香、白豆蔻、木通为臣，石菖蒲、藿香辟秽和中，宣湿浊之壅滞；白豆蔻芳香悦脾，令气畅而湿行；木通清利湿热，导湿热从小便而去。热毒上壅，咽颐肿痛，故佐以连翘、射干、贝母、薄荷，解毒利咽，散结消肿。诸药相合，重在清热利湿，兼事芳化行气，解毒利咽。使湿邪得去，毒热得清，气机调畅，诸症自除。

【医家论述】雍正癸丑，疫气流行，抚吴使者嘱叶天士制方救之。叶曰：时毒疠气，必应司天，癸丑湿土气化营运，后天太阳寒水，湿寒合德，夹中运之火，流行气交，阳光不治，疫气大行。故凡人之脾胃虚者，乃应其疠气，邪从口鼻皮毛而入。病从湿化者，发热目黄，胸满，丹疹泄泻，当察其舌色，或淡白，或舌心干焦者，湿邪犹在气分，甘露消毒丹治之（《续名医类案·疫证》）。

本案叶天士首先以运气理论阐释此次瘟疫发生的客观因素，即癸丑之岁，岁火不及寒乃大行，客气为太阴湿土司天，太阳寒水在泉。由于阴湿凝结于上，寒水积留于下，阳气敷布失常，阴气流行于外。加之岁火不及，阳气失于温煦，则寒湿凝滞而使阳郁于内，以成湿热之邪。然后又从正邪双方分析瘟疫发生的主观因素，首先病者为“脾胃虚者”，即所谓“邪之所凑，其气必虚”，然后感受疫毒邪气，湿热阻滞气机则“胸满泄泻”；郁久化火生毒则“发热目黄”，甚者“丹疹”，然“察其舌色，或淡白，或舌心干焦”，舌苔未黄，也未见芒刺紫暗，可知热势初起，未入营血，所以说“湿邪犹在气分”，因此以甘露消毒丹利湿清热。

3. 连朴饮

【原方出处】清代王士雄《随息居重订霍乱论》。

【药物组成】制厚朴二钱，川连（姜汁炒）、石菖蒲、制半夏各一钱，香豉（炒）、焦栀各三钱，芦根二两。

【制法用法】水煎，温服。

【功效主治】清热化湿，理气和中。适用于湿热霍乱。症见上吐下泻，胸脘痞闷，心烦躁扰，小便短赤，舌苔黄腻，脉滑数。

【方义解读】本方所治之霍乱乃湿热所致。夏秋之交，湿热交蒸，清浊相干，秽浊之气侵入体内，郁遏中焦，致脾胃升降失常，胃失和降则上吐，脾失升清则下泻；湿热郁遏，气滞不行，则胸脘痞闷；热邪上扰，心神不宁，则心烦躁扰；湿热下注瘀阻，水道不利，则小便短赤；治疗当清热化湿，理气和中。

方以黄连、厚朴为君。黄连性味苦寒，苦能燥湿，寒能清热，一举而湿热俱除，用于中焦湿热之呕吐、泻利甚好；厚朴苦辛温，苦燥辛散，长于行气燥湿，为消胀除满之要药；二者合用，则湿去热清，气行胃和。栀子苦寒，助黄连清热燥湿，且可通利三焦，使湿热之邪排出体外；半夏辛温而燥，为燥湿化痰要药，尤善于降逆和胃止呕；二者共为臣药。佐以石菖蒲辛香走窜，化湿浊，醒脾胃，用于湿阻中焦之脘腹胀闷；淡豆豉芳香化湿，和胃除烦；芦根甘寒质轻，能清透肺胃气分之实热，并能养胃生津，止渴除烦，而无恋邪之患。诸药相合，清热祛湿，理气和中，清升浊降，则湿热去、脾胃和而吐泻止。本方以黄连、厚朴为君药，制为饮剂，故名连朴饮。

【医家论述】《霍乱论》云："湿热蕴伏而成霍乱，兼能行食涤痰。"

赵绍琴《温病纵横》云："本证属湿热并重，治疗宜清热与燥湿并行。方中黄连、栀子苦寒，清热泻火燥湿；厚朴、半夏、石菖蒲三药相配，苦温与辛温并用，辛开苦泄，燥湿化浊；半夏又有和胃降逆止呕之功；豆豉宣郁透热；芦根清热生津。诸药配伍，为燥湿清热之良方。"

段尧卿之太夫人，患霍乱转筋，年逾七十矣。孟英投自制连朴饮，三啜而瘳。霍乱案甚夥，不遑广采，姑录数则，以示一斑（《王氏医案》）。

此霍乱邪在中焦脾胃，脾胃升清降浊，升降有度则水行，客邪不能稽留；升降无度则湿生，秽浊必重，交蒸中焦，乱于胃肠，而见绞痛吐泻。疫毒侵入胃肠，引起脾胃功能障碍，升降失调，治宜清热解毒，消除致病原因；运脾除湿，调理中焦功能，恢复中焦升降。《历代名医良方注释》中冉先德分析此方证治：湿热之邪蕴伏中焦，脾胃升降之机失常，遂致胃浊不降而呕，脾不升清而泻，清浊相干而吐泻交作。治法不在止泻止吐，唯求湿热一清，脾胃得和，则诸证自愈。王氏拟"展化宣通"之法治之，以连朴饮祛热化浊而行食滞，斡旋枢机气化。

4. 三仁汤

【原方出处】清代吴鞠通《温病条辨》。

【药物组成】杏仁五钱，飞滑石六钱，白通草两钱，白蔻仁两钱，竹叶两钱，厚朴两钱，生薏苡仁六钱，半夏五钱。

【制法用法】甘澜水八碗，煮取三碗，每服一碗，日三服。

【功效主治】宣畅气机，清利湿热。适用于湿温初起及暑温夹湿之湿重于热证。症见头痛恶寒，身重疼痛，肢体倦怠，面色淡黄，胸闷不饥，午后身热，苔白不渴，脉弦细而濡。

【方义解读】本方为湿温初起，湿重热轻之证而设。湿邪伤人，常波及三焦而致上焦肺气不宣，中焦脾气不运，下焦肾与膀胱气化失常，病证繁多。本方以三仁为君药，杏仁宣利上焦肺气，气行则湿化；白蔻仁芳香化湿，行气宽中，畅中焦之脾气；薏苡仁利湿清热而健脾，疏导下焦，使湿热从小便而去。配伍滑石、通草、竹叶甘寒淡渗，利湿清热，疏导下焦，使湿有出路，三药为臣药。半夏燥湿和胃，止呕除痞，厚朴行气化湿，二药又可使寒凉之品清热而不碍湿，共为佐药。本方药性平和，无温燥辛散太过之弊，有宣上畅中渗下、上下分消之功，可使气畅湿行，暑解热清，脾运复健，三焦通畅，诸症自除。

【医家论述】前日左关独浮而弦，系少阳头痛，因暑而发。用清胆络法。兹左关已平其半，但缓甚。舌苔白厚而滑，胸中痞闷，暑中之热已解，而湿尚存也。议先宣上焦气分之湿：生薏仁、飞滑石、藿香梗、杏仁泥、半夏、广郁金、旋覆花、广皮、白通草、茯苓皮、白蔻仁（《清代名医医案精华》）。

本案出自《吴鞠通医案》，共记录两次不同治疗。首诊虽未出方剂，但点明治疗思路，即“清胆络法”，本法含义在吴鞠通著作中虽未有明确注解，但根据其主治病证、所用药物及文中只言片语可知，清胆络法当属透邪法，与吴鞠通之“治上焦如羽，非轻不举”类似，多用辛凉、味薄、质轻之品，清透邪热而出，有“轻可去实”之意。首诊因“左关独浮而弦”，再结合头痛“因暑而发”，故诊断为“少阳头痛”，即肝胆郁火上冲之头痛而用“清胆络法”，可谓辨证精准。热去之后其脉“左关已平其半，但缓甚”“舌苔白厚而滑，胸中痞闷”，明显有湿邪阻滞，所以说“暑中之热已解，而湿尚存也”，因此继服三仁汤加减以祛湿，湿热皆除而头痛可愈。

5. 三石汤

【原方出处】清代吴鞠通《温病条辨》。

【药物组成】飞滑石三钱，生石膏五钱，寒水石三钱，杏仁三钱，炒竹茹二钱，银花（花露更妙）三钱，金汁（冲）一酒杯，白通草二钱。

【制法用法】水五杯，煮成二杯，分二次温服。

【功效主治】清热利湿，宣通三焦。暑湿弥漫三焦，邪在气分，身热汗出，面赤耳聋，胸脘痞闷，下利稀水，小便短赤，咳嗽带血。不甚渴饮，舌质红，苔黄滑，脉滑数。

【方义解读】本方为暑湿，热重于湿，病在气分而设，故治宜清热利湿，宣通三焦。方中杏仁宣开上焦肺气，气化则湿亦化；石膏、竹茹清泄中焦邪热；滑石、寒水石、通草清利下焦湿热，小便利则火腑通而热自解，湿自去；银花、金汁清暑解毒。诸药相伍，清热利湿，宣通三焦，使三焦弥漫之湿，可以随之清彻。

【医家论述】本方证是由于暑湿弥漫三焦，邪在气分而病。临床以身热面赤，胸脘痞闷，下利稀水，小便短少而黄，舌红，苔黄滑，脉滑数为辨证要点。从其病因来看以暑热之邪为主，且夹湿邪为辅。证属邪在气分，暑热炽盛，湿邪未化，可用三石汤清宣肺胃之邪。因肺主一身之气，气化则暑湿俱化，故以手太阴一经为要领。而且肺经之药多兼达阳明，阳明之药多兼走肺经；肺又通调水道，下输膀胱，肺气开则膀胱亦开，故治肺即是治胃与膀胱，这就是吴鞠通治邪在气而用三石汤的奥妙所在。若邪热稽留，出现舌绛苔少，此属热入血分，又非本方所宜。正如吴鞠通在其原著中云："蔓延三焦，则邪不在一经一脏，故以急清三焦为主。然虽云三焦，以手太阴一经为要领，盖肺主一身之气，气化则暑湿俱化，且肺脏受生于阳明，肺之脏象属金、色白，阳明之气运亦属金、色白，故肺金之药多兼走阳明，阳明之药多兼走肺也。再肺金通调水道，下达膀胱，肺痹开，则膀胱亦开，是虽以肺为要领，而胃与膀胱皆在治中，则三焦俱备矣，是邪在气分，而主以三石汤之奥义也。"

（三）寒疫的治疗用方

1. 防风通圣散

【原方出处】金代刘完素《黄帝素问宣明论方》。

【药物组成】防风、川芎、当归、芍药、大黄、薄荷、麻黄、连翘、芒硝各半两，石膏、黄芩、桔梗各一两，滑石三两，甘草二两，荆芥、白术、栀子各一分。

【制法用法】上为末，每服二钱，水一大盏，生姜三片，煎至六分，温服，涎嗽，加半夏半两，姜制。

【功效主治】发汗达表，疏风退热。风热郁结，气血蕴滞证。憎寒壮热无汗，口苦咽干，二便秘涩，舌苔黄腻，脉数。

【方义解读】本证多由外感风寒、内有郁热所致，治疗以发汗达表、疏风退热为主。方中防风、荆芥、薄荷、麻黄轻浮升散，解表散寒，使风热从汗出而散之于上；大黄、芒硝破结通幽，栀子、滑石降火利水，使风热从便出而泄之于下。风淫于内，肺胃受邪，桔梗、石膏清肺泻胃。风之为患，肝木受之，川芎、当归、芍药和血补肝。黄芩清中上之火，连翘散结血凝，甘草缓峻而和中，白术健脾而燥湿。

【方义衍变】刘完素所拟双解散为防风通圣散七两及益元散七两组成，主治风寒暑湿，饥饱劳役，内外诸邪所伤，无问自汗，汗后杂病，但觉不快，以及小儿疮疹。张从正用此方治疗面肿风，配汗、下、吐之法治高年暴发狂证。吴仪洛在《成方切用》中利用本方化裁治疗风热抽搐，手足瘛疭，大便秘结，邪热暴甚，肌肉蠕动等一切风热证。

【医家论述】

（1）刘完素《黄帝素问宣明论方》云："一切风寒暑湿，饥饱劳役，内外诸邪所伤。气血怫郁，表里三焦俱实，憎寒壮热，头目昏晕，目赤睛痛，耳鸣鼻塞，口苦舌干，咽喉不利，唾涕稠黏，咳嗽上气，大便秘结，小便赤涩，疮疡肿毒，折跌损伤、瘀血便血、肠风痔漏，手足瘛疭，惊狂谵妄，丹斑瘾疹。"

（2）吴崑《医方考》云："防风、麻黄解表药也，风热之在皮肤者，得之由汗而泄；荆芥、薄荷清上药也，风热之在巅顶者，得之由鼻而泄；大黄、芒硝通利药也，风热之在肠胃者，得之由后而泄；滑石、栀子水道药也，风热之在决渎者，得之由溺而泄。风淫于膈，肺胃受邪，石膏、桔梗清肺胃也，而连翘、黄芩又所以祛诸经之游火；风之为患，肝木主之，川芎、归、芍和肝血也，而甘草、白术又所以和胃气而健脾。诸痛疡疮痒，皆属心火，故表有疥疮，必里有实热。是方也，用防风、麻黄泄热于皮毛；用石膏、黄芩、连翘、桔梗泄热于肺胃；用荆芥、薄荷、川芎泄热于七窍；用大黄、芒硝、滑石、栀子泄热于二阴；所以各道分消其势也。乃当归、白芍者，用之于和血；而白术、甘草者，用之以调中尔。"

（3）王旭高《医书六种·退思集类方歌注》云："此为表里、气血、三焦通治之剂。”“汗不伤表，下不伤里，名约通圣，极言其用之效耳。”

2. 荆防败毒散

【原方出处】明代张时彻《摄生众妙方》。

【药物组成】羌活、独活、柴胡、前胡、枳壳、茯苓、防风、荆芥、桔梗、川芎各一钱五分，甘草五分。

【制法用法】水一盅半，煎至八分，温服。

【功效主治】发汗解表，消疮止痛。发热，头痛身痛，胸闷咳嗽，痰多色白，苔白脉浮，以及时疫疟疾、痢疾、疮疡等具有风寒湿表证者。

【方义解读】方用荆芥、防风、羌活、独活祛风解表、除湿止痛为君，除外感寒湿。川芎、柴胡行血祛风、解表邪止头痛以为臣。桔梗开肺与大肠之痹，枳壳利气行痰，一升一降，宽胸利气，善治胸膈痞闷；前胡疏风祛痰，配桔梗、枳壳宣肺祛痰，治咳嗽有痰，与柴胡配伍，一降一升，升清降浊，使体内气机恢复正常。茯苓、甘草渗湿健脾化痰，使补而不滞以为佐。甘草调和诸药以为使。诸药合用，具宣疏肌表风寒湿邪之效。

【方义衍变】本方证与麻黄汤证有同有异，两方均有恶寒发热、头痛无汗等表寒见症，然本方证为风邪夹湿出现肢体重痛，麻黄汤证为风寒身痛，本方证为肺气郁而咳嗽有痰，麻黄汤证为肺气不宣而喘。本方去荆芥、防风加人参，为人参败毒散(《小儿药证直诀》)，主治外感风寒湿邪而兼气虚者，有扶正达邪之效。本方还治下痢初起而有表证者。痢疾兼表为邪从表而陷里之象，以本方疏散表邪，表气疏通，里滞也除，其痢自愈。邪从外入者，仍从外出，使由里而出表，古人称此为“逆流挽舟”法。败毒散与清瘟败毒饮(《疫疹一得》)虽同名“败毒”，但所适应之病因病证不同，使用也就有别。败毒散治饮食起居不节，饥馑兵荒之年，正虚外感风寒湿邪，清瘟败毒饮治暑热疫外感温热者。清瘟败毒饮之组成：生石膏、小生地、乌犀角、真川连、栀子、桔梗、黄芩、知母、赤芍、玄参、连翘、甘草、牡丹皮、鲜竹叶。此方为大寒解毒之剂，专治一切火热，表里俱热，狂躁烦心，口干咽痛，大热干呕，错语不眠，吐血衄血，热甚发斑诸证。

【医家论述】

（1）张时彻《摄生众妙方》云：“荆防败毒散，治疮肿初起。”

（2）虞抟《医学正传·痘疹》云：“温毒发斑，宜玄参升麻汤；重用荆防败毒散。”

（3）吴鞠通《温病条辨》云：“暑湿风寒杂感，寒热迭作，表证正盛，里证复急，腹不和而滞下者，活人败毒散主之。此证乃内伤水谷之酿湿，外受时令之风湿，中气本自不足之人，又气为湿伤，内外俱急。立方之法，以人参为君，坐镇中州，为督战之帅，以二活、二胡合芎？从半表半里之际，领邪外出，喻氏所谓逆流挽舟者此也；以枳壳宣中焦之气，茯苓渗中焦之湿，以桔梗开肺与大肠之痹，甘草和合诸药，乃陷者举之之法，不治痢而治致痢之源。痢之初起，憎寒壮热者，非此不可也。”

3. 神术散

【原方出处】宋代陈师文等《太平惠民和剂局方》。

【药物组成】苍术（米泔浸一宿，切，焙）五两，藁本（去土）、香白芷、细辛（去叶、土）、羌活（去芦）、川芎、甘草（炙）各一两。

【制法用法】上为细末，每服三钱，水一盏，生姜三片，葱白三寸，煎七分，温服，不拘时。如觉伤风鼻塞，只用葱茶调下。

【功效主治】发汗解表，化浊辟秽。外感风寒湿邪，头痛项强，发热憎寒，身体疼痛，以及伤风鼻塞声重，咳嗽头昏，舌淡红，苔白腻，脉濡。

【方义解读】本方苍术芳香辟秽，祛寒燥湿，发汗解表而为君。藁本、白芷、细辛解表散寒，祛湿止痛为臣；羌活、川芎疏风通络为佐；甘草甘缓和中，姜、葱辛温透邪为使。诸药合用，共奏发汗解、化浊辟秽之功。临床以头痛身痛、发热憎寒为辨证要点。

【方义衍变】《杨氏家藏方》用本方治疗四时瘟疫，头痛项强，发热憎寒，身体疼痛及伤风鼻塞声重，咳嗽头昏。《张氏医通》中用本方治疗风木之邪，内干湿土，泄利下血，色清稀。本方去白芷、细辛、羌活、川芎，加苍术、荆芥穗、干葛、麻黄，为《医方类聚》中神术散，主治伤寒伤风，头痛身痛，腰滞腿痛，发热恶寒，无汗。

【医家论述】《太平惠民和剂局方》云：“治四时瘟疫，头痛项强，发热憎寒，身体疼痛，及伤风鼻塞声重，咳嗽头昏，并皆治之。”

4. 十神散

【原方出处】宋代陈师文等《太平惠民和剂局方》。

【药物组成】川芎、甘草（炙）、麻黄（去根、节）、升麻各四两，干葛十四两，赤芍药、白芷、陈皮（去瓤）、紫苏（去粗梗）、香附子（杵去毛）各四两。

【制法用法】上为细末。每服三大钱，水一盏半，生姜五片，煎至七分，去滓，热服，不以时候。如发热头痛，加连须葱白三茎。如中满气实，加枳壳数片同煎服。产妇、婴儿、老人皆可服饵。如伤寒，不分表、里证，以此导引经络，不致变动，其功效匪浅。

【功效主治】疏风散寒，理气和中。外感风寒，内有气滞证。

【方义解读】本方所治乃外感风寒、肺胃气滞之证，治宜疏风散寒，理气和中。方中麻黄、紫苏叶、白芷解表散寒，疏风散邪；香附、陈皮、川芎又可助紫苏叶理气解郁、行气宽中之力；葛根、升麻解肌发表，配伍赤芍，既可清气滞郁而化热，又能防辛温之品伤津助热之弊；炙甘草调药和中；煎加生姜、葱白，加强通阳解表之力。

【方义衍变】本方在《太平惠民和剂局方》中记载了两次，本方主治时气瘟疫，头痛发热，恶寒无汗、咳嗽、鼻塞声重及风寒湿痹等。此外，《千金翼方》中用本方治伤寒，时令不正，瘟疫妄行，感冒发热，或欲出疹。

【医家论述】

（1）《太平惠民和剂局方》云：“治时令不正，瘟疫妄行，人多疾病。此药不问阴阳两感，或风寒湿痹，皆可服之。”

（2）汪昂《汤头歌诀》云：“治风寒两感，头痛发热，无汗恶寒，咳嗽鼻塞。芎、麻、升、葛、苏、芷、香附辛香利气，发表散寒。加芍药者，敛阴气于发汗之中；加甘草者，和阳气于疏利之队也。吴绶曰：此方用升麻、干葛，能解阳明瘟疫时气。若太阳伤寒发热用之，则引邪入阳明，传变发斑矣，慎之！”

（四）寒湿疫的治疗用方

1. 藿香正气散

【原方出处】宋代陈师文等《太平惠民和剂局方》。

【药物组成】大腹皮、白芷、紫苏、茯苓（去皮）各一两，半夏曲、白术、陈皮（去白）、厚朴（去粗皮，姜汁炙）、苦桔梗各二两，藿香（去土）三两，甘草（炙）二两半。

【制法用法】上为细末，每服二钱，水一盏，姜三片，枣一枚，同煎至七分，热服，如欲出汗，衣被盖，再煎并服。

【功效主治】解表化湿，理气和中。外感风寒，内伤湿滞证。恶寒发热，头痛，胸膈满闷，脘腹疼痛，恶心呕吐，肠鸣泄泻，舌苔白腻，以及山岚瘴疟、水土不服等。

【方义解读】方中藿香为君，既以其辛温之性而解在表之风寒，又取其芳香之气而化在里之湿浊，且可辟秽和中而止呕，为治霍乱吐泻之要药。半夏曲、陈皮理气燥湿，和胃降逆以止呕；白术、茯苓健脾运湿以止泻，共助藿香内化湿浊而止吐泻，俱为臣药。湿浊中阻，气机不畅，故佐以大腹皮、厚朴行气化湿，畅中行滞，且寓气行则湿化之义；紫苏、白芷辛温发散，助藿香外散风寒，紫苏尚可醒脾宽中，行气止呕，白芷兼能燥湿化浊；桔梗宣肺利膈，既益解表，又助化湿；煎用生姜、大枣，内调脾胃，外和营卫。使以甘草调和药性，并协姜、枣以和中。

【方义衍变】本方如去紫苏叶、白芷、生姜、半夏、桔梗、白术、甘草、大枣，用藿香梗、茯苓皮加杏仁、神曲、麦芽、茵陈，名加减正气散，治三焦湿郁、升降失司，脘腹胀满，大便不爽。有宣湿浊、利气机之效。本方保留藿香（梗）、厚朴、广皮、茯苓（皮），加防己、大豆黄卷、通草、薏苡仁，名二加减正气散。治湿郁三焦，脘闷便溏，身痛舌白。有化湿理气、宣通经络之效。本方保留藿香、茯苓（皮）、厚朴、广皮，再加杏仁、滑石，名三加减正气散。治秽湿着里，舌黄脘闷，气机不宣，郁久酿热证。有理气化湿、清利湿热之效。本方保留藿香、厚朴、陈皮、茯苓，加草果、山楂、神曲，名四加减正气散。治秽湿着里，邪阻气分，舌红苔滑、脉右缓之证。有温中化湿导滞之效。本方保留藿香、厚朴、陈皮、茯苓、再加大腹皮、苍术、谷芽，各五加减正气散。治秽湿着里，脘闷便泄，有运脾行气燥湿之效。由上可见，处方用药，要药随证变，方随证裁。一、二、三加减正气散属苦辛寒法，为治湿热之方，而四、五加减正气散属苦辛温法，是治寒湿之方，每方各有特点。

本方合三味香薷饮（香薷、扁豆、黄连）名香薷汤，主治伏暑吐泻转筋。香薷饮病轻偏表，临证以身热恶寒无汗为主，藿香正气散病重偏里，临证以内伤湿滞之痛、吐、泻为主。

又本方去半夏、茯苓、腹皮，加羌活、防风、前胡、川芎、柴胡、连翘、枳实、山楂、神曲、麦芽、陈茶，糊为小块，名“午时茶”，载于《经验百病内外方》，治风寒感冒，停食，水土不服，腹泻腹痛。其主治虽与藿香正气散略同，但解表退热、健脾消食之力均大于藿香正气散，又午时茶用茶叶甚重，即半茶半药，既便携带，又易服用，诚为简便良方。

【医家论述】

（1）《太平惠民和剂局方》云：“治伤寒头疼，憎寒壮热，上喘咳嗽，五劳七伤，八般风痰，五般膈气，心呕恶，气泻霍乱，脏腑虚鸣，山岚瘴疟，遍身虚肿；妇人产前、产后，血气刺并宜治之。”

（2）汪昂《医方集解·和解之剂》云：“此手太阴、足阳明药也。藿香辛温，理气和中，辟恶止呕，兼治表里为君。苏、芷、桔梗散寒利膈，佐之以发表邪；厚朴、大腹行水消满，橘皮、半夏散逆除痰，佐之以疏里滞。苓、术、甘草益脾祛湿，以辅正气为臣使也。正气通畅，则邪逆自除矣。”

（3）张秉成《成方便读》云：“夫四时不正之气，与岚瘴疟疾等证无不皆由中气不足者，方能受之。而中虚之人，每多痰滞，然后无形之气，夹有形之痰，互结为患。故此方以白术、甘草补土建中者，即以半夏、陈皮、茯苓化痰除湿继之，但不正之气，从口鼻而入者居多，故复以桔梗之宣肺，厚朴之平育，以鼻通于肺，而口达乎胃也。藿香、紫苏、白芷皆为芳香辛散之品，俱能发表宣里，辟恶祛邪。大腹皮独入脾胃，行水散满，破气宽中，加姜、枣以和营卫致津液，和中达表，如是则邪有不退气有不正者哉。”

2. 败毒散

【原方出处】宋代陈师文等《太平惠民和剂局方》。

【药物组成】柴胡（去苗）、前胡（去苗，洗）、川芎、枳壳（去瓤，麸炒）、羌活（去苗）、独活（去苗）、茯苓（去皮）、桔梗、人参（去芦）、甘草各三十两。

【制法用法】为粗末，每服二钱，水一盏，加生姜、薄荷各少许，同煎七分，去滓，不拘时候，寒多则热服，热多则温服。

【功效主治】散风祛湿，益气解表。治伤寒时气，头痛项强，肢体酸痛，无汗，鼻塞声重，咳嗽有痰，胸膈痞满。

【方义解读】方中羌活、独活善祛一身风湿之邪，解表止痛；柴胡、薄荷、川芎疏散风邪，助羌、独解表疏风。前胡、桔梗、枳壳、茯苓理气化湿祛痰；人参益气扶正；甘草调和诸药。全方在表散药中配用人参一味扶正祛邪，可鼓邪从汗而解。正如吴崑所说："培其正气，败其邪毒，故曰败毒"。综合全方，有益气解表、散风祛湿之功。对正气不足，感冒风寒湿邪，或疮疡、痢疾初起，见有上述症状者，皆可应用。

【方义衍变】《医门法律》中用本方治伤寒瘟疫，风湿风眩，拘蜷风痰，头痛目眩，四肢痛，憎寒壮热，项强睛疼，或瘴烟之地瘟疫时行，或人多风痰，或处卑湿脚弱。《小儿药证直诀》中用本方治伤风、瘟疫、风湿，头目昏暗，四肢作痛，憎寒壮热，项强睛疼，或恶寒咳嗽，鼻塞声重。《奇效良方》中用本方治疗伤寒头痛，壮热恶寒及风痰咳嗽，鼻塞声重，身体疼痛。

【医家论述】

（1）《太平惠民和剂局方》云："治伤寒时气，头痛项强，壮热恶寒，身体烦疼，及寒壅咳嗽，鼻塞声重，风痰头痛，呕哕寒热，并皆治之。"

（2）喻嘉言《医门法律》云："治伤寒瘟疫，风湿风眩，拘蜷风痰，头痛目眩，四肢痛，憎寒壮热，项强睛疼，及老人小儿皆可服。或瘴烟之地，或瘟疫时行，或人多风痰，或处卑湿脚弱，此药不可缺也。日二三服，以知为度，烦热口干，加黄芩。昌鄙见三气门中，推此方为第一，以其功之著也。"

（3）喻嘉言《寓意草》中记载喻氏用人参败毒散治时疫的情况："嘉靖已未，江淮大疫，用败毒散倍人参，去前胡、独活，服者尽效。万历已卯大疫，用本方复效。"

（五）暑热疫的治疗用方

1. 增损双解散

【原方出处】清代杨栗山《伤寒瘟疫条辨》。

【药物组成】白僵蚕（酒炒）三钱，全蝉蜕十二枚，广姜黄七分，防风、薄荷叶、荆芥穗、当归、白芍、黄连、连翘（去心）、甘草、栀子各一钱，黄芩、桔梗、大黄（酒浸）、芒硝各二钱，石膏六钱，滑石三钱。

【制法用法】水煎去滓，冲芒硝，入蜜三匙，黄酒半酒杯，和匀冷服。

【功效主治】解郁散结，清热导滞，表里双解。温毒流注，无所不至，上忤则颈痛，目眩耳聋；下流则腰痛足肿；注于皮肤，则发斑疹疮疡；壅于肠胃，则毒利脓血；伤于阳明，则腮脸肿痛；结于太阴，则腹满呕吐；结于少阴，则喉痹咽痛；结于厥阴，则舌卷囊缩。

【方义解读】增损双解散由僵蚕、蝉蜕、防风、荆芥穗、薄荷、连翘、栀子、黄芩、黄连、石膏、芒硝、大黄、当归、白芍、滑石、姜黄、桔梗、甘草等药物组成。方中君药僵蚕、蝉蜕、防风、荆芥穗、薄荷。僵蚕辛苦咸平，入肺经，升清阳，解火郁，有清透宣散风热之功。蝉蜕辛咸凉，亦入肺经，有疏散上焦风热、透疹止痒之功。蝉蜕与僵蚕同为气味俱薄之品，二者相伍，清化热毒，祛邪外出，发散郁热。防风辛温发散，气味俱升，但温而不燥。荆芥穗辛散气香，长于祛风邪，破结气，散瘀血。防风、荆芥穗行气开郁，调畅气机，通达腠理而发其郁火。薄荷疏风散热，辟秽解毒。以上五味药物合用，宣散肺卫，拨动气机，郁火由上由外而解，使表里通和，共为君药。臣药连翘、栀子、黄芩、黄连、石膏、大黄、芒硝。连翘苦能泻火，寒能清热，长于清心火，散上焦风热，助君药升浮宣散，透肌解表；栀子苦寒清降，清泻三焦火邪，解郁热，行结气；黄芩味苦而薄，上行泻肺火，下行泻膀胱之火，除六经实火实热；黄连大苦大寒，降泄一切有余之火，栀子、黄连、黄芩合用可泻火解毒，治三焦火毒内盛；石膏辛以解肌退热，寒能清热泻火，甘寒除烦止渴，清泻肺胃二经气分实热，清解中有透散之性；大黄泄热毒，破积滞，行瘀血；芒硝泄热通便，润下软坚，合大黄直走下焦，荡涤胃肠积滞，使气通而上炎之火下泄，有“釜底抽薪”之妙；以上诸药，苦寒折热泻火，使郁火由内由下而去，表里三焦气机通达，共为臣药。

佐药当归、白芍、滑石、姜黄。当归虽主入血，但其轻而辛，又能行血，补中有动，行中有补，为血中之气药，能行血中之气，使气血各有所归。白芍与甘草酸甘相合，益脾敛肝阴。滑石味甘气寒，合甘草清热而不留湿，利水又不伤正，使邪气从下而泄。姜黄辛温兼苦，外散风寒，内行气血，佐入大队寒凉之品中，以防寒遏冰伏，邪无出路，实乃“加温药为导”之理，即“火郁发之”。使药桔梗、甘草。桔梗宣通气机，诸药之舟楫。甘草味甘缓和，性凉泻火，能调和诸药。诸药合用，共奏宣郁清热、通达表里、调畅气机之功。

【医家论述】《伤寒温疫条辨》云：“戊寅四月，商邑贡生刘兆平，年八旬，患温病，表里大热，气喷如火，舌黄口燥，谵语发狂，脉洪大滑数，予用原方治之，大汗不止，举家惊惶，急易大复苏饮一服汗止，但本证未退，改制增损双解散方，两剂而病痊。因悟麻黄春夏不可轻用，因悟古方今病不可过执也。”

按：戊寅年四月，常言四月已为初夏，仍季春之末。刘兆平，年八旬，患温病，案云：“表里大热，气喷如火，舌黄口燥，谵语发狂，脉洪长滑数。”这都是大热的表现，所以予用双解散治之，大汗不止，举家惊惶，急易大复苏饮一服汗止。但本证未退，改制增损双解散，方两剂而病痊。

2. 升降散

【原方出处】清代杨栗山《伤寒瘟疫条辨》。

【药物组成】白僵蚕（酒炒）二钱，全蝉蜕（去土）一钱，姜黄（去皮）三分，川大黄（生）四钱。

【制法用法】共研细末，和匀。据病之轻重，分2～4次服，用黄酒、蜂蜜调匀冷服。中病即止。

【功效主治】升清降浊，散风清热。治温病表里三焦大热，其证不可名状者。症见憎寒壮热，或头痛如破，或烦渴引饮，或咽喉肿痛，或身面红肿，或斑疹杂出，或胸膈胀闷，或上吐下泻，或吐衄便血，或神昏谵语，或舌卷囊缩。温热、瘟疫，邪热充斥内外，阻滞气机，清阳不升，浊阴不降，致头面肿大，咽喉肿痛，胸膈满闷，呕吐腹痛，发斑出血，丹毒，谵语狂乱，不省人事，绞肠痧（腹痛），吐泻不出，胸烦膈热，疙疸瘟（红肿成块），大头瘟（头部赤肿），蛤蟆瘟（颈项肿大），以及丹毒、麻风。

【方义解读】杨栗山对《黄帝内经》“火郁发之”之旨颇有研究。他认为：温病乃怫郁为重，郁而化热，阻塞气机升降，治疗上须采用“郁而发之”的原则，倡导宣郁清热为法，则以调节表里三焦气机升降，使周身气血流通，升降复常，阴阳平衡，独创升降散即是此意。升降散以宣泄郁火为原则。方由白僵蚕、蝉蜕、姜黄、大黄等药组成。其中白僵蚕清热解郁，散风除湿，化痰散结，解毒定惊，既能宣郁，又能透风湿于火热之外。蝉蜕宣肺开窍以清郁热；姜黄行气散结，破瘀逐血，消肿止痛；大黄攻下热结，泻火解毒，推陈致新，安和五脏。四药相伍，升清降浊，寒温并用，一升一降，内外通达，气血调畅，共同行气解郁、宣泄三焦火热之邪，使升降复常，故名“升降散”。正如杨栗山所云：“僵蚕……以清化而升阳；蝉衣……以清虚而散火，君明臣良，治化出焉；姜黄辟邪而靖疫；大黄定乱以致治佐使同心，功绩建焉。”又说：“僵蚕、蝉蜕升阳中之清阳，姜黄、大黄降阴中之浊阴，一升一降，内外通和，而杂气之流毒顿消矣。”

【医家论述】杨玉衡曰：乙亥、丙子、丁丑之间，吾邑连歉，瘟气盛行，用赔赈散治愈无算。方用白僵蚕酒炒二钱，蝉蜕一钱，广姜黄去皮三分，生大黄四钱，共为末，每服一钱八分二厘五毫，用黄酒一杯，蜂蜜五钱，调匀冷服，中病即止，因易其名曰升降散。盖取僵蚕、蝉蜕升阳中之清阳，姜黄、大黄降阴中之浊阴，一升一降，内外通和，而杂气之流毒顿息矣。炼蜜为丸，名太极丸，服法同。

3. 清瘟败毒饮

【原方出处】清代余师愚《疫疹一得》。

【药物组成】生石膏（大剂六两至八两，中剂二两至四两，小剂八钱至一两二钱）；小生地（大剂六钱至一两，中剂三钱至五钱，小剂二钱至四钱）；乌犀角（大剂六钱至八钱，中剂三钱至四钱，小剂二钱至四钱）；真川连（大剂六钱至四钱，中剂二钱至四钱，小剂一钱至一钱半）；生栀子、桔梗、黄芩、知母、赤芍、玄参、连翘、竹叶、甘草、牡丹皮。

【制法用法】疫证初起，恶寒发热，头痛如劈，烦躁谵妄，身热肢冷，舌刺唇焦，上呕下泄，六脉沉细而数，即用大剂；沉而数者，用中剂；浮大而数者，用小剂。先煮石膏后下诸药，犀角磨汁和服。

【功效主治】清热解毒，凉血泻火。温疫热毒，气血两燔证。大热渴饮，头痛如劈，干呕狂躁，神昏谵语，或发斑疹，或吐血，四肢抽搐，舌绛唇焦，脉沉数，或浮大而数。

【方义解读】方中重用石膏配知母、甘草，取法白虎汤，意在清气分之热而保津，正如《疫疹一得》云：“此皆大寒解表之剂，故重用石膏，先平甚者，而诸经之火，自无不安矣。”黄连、黄芩、栀子共用，仿黄连解毒汤之意，以通泻三焦火热；犀角（现用水牛角代）、生地黄、赤芍、牡丹皮相配，即犀角地黄汤，是为清热解毒、凉血散瘀而设。再配连翘、竹叶以助清气分之热；玄参以助清热凉血；火性炎上，桔梗则可“载药上行”。诸药合用，共奏气血两清、清瘟败毒之功。

【医家论述】《疫疹一得·验案·谵妄若有所见治验》载医案：工部员外彩公名柱者，令亲内务府高某，病疫九日，邀予。其脉浮大而数，身热如炉，目红面赤，赤斑成片，忽然大叫，若有所见，卒然惊惕，若有所惧，语生平未有之事、未见之人。举家惊恐，疑有邪附。本地风俗，最喜看香送祟，以至异端之术，不绝于门。予进屋内，香烟一室，满壁符签咒语。予曰：此邪予能去之，将此一概收去，只用大冰四块，安置四角。彩问何为？予曰：当此暑热，病此大热之症，加以香烛辉煌，内外夹攻，不狂何待？此邪热乘于肝胆，故发狂，外用多冰，收其熏蒸暑气，内服清凉解散之药，病除而狂自止，焉有邪附者乎？遂用大剂，七日而愈。

按：案云中示“病疫九日”“当此暑热，病此大热之症”，故辨此病为热疫病。热毒日久蕴结于肌肤，则见赤斑成片；热毒扰于心神，则见谵妄、若有所见；身热如炉、目红面赤、其脉浮大而数，皆为热毒内蕴所致，故辨证为热毒内蕴证。案中选用大剂量清瘟败毒饮7剂，直中热毒，使邪去而神智安，疾病而治愈。

（六）杂疫的治疗用方

1. 普济消毒饮

【原方出处】金代李杲《东垣试效方》

【药物组成】黄芩、黄连各半两，薄荷、橘红（去白）、玄参、生甘草、柴胡、桔梗各二钱，连翘、鼠粘子、板蓝根、马勃各一钱，白僵蚕（炒）七分，升麻七分。

【制法用法】为细末，半用汤调，时时服之，半蜜为丸，噙化之；或加防风、薄荷、川芎、当归身，㕮咀，如麻豆大，每服五钱，水二盏，煎至一盏，去滓，稍热，时时服之。

【功效主治】清热解毒，疏风散邪。主治大头瘟。恶寒发热，头面红肿焮痛，目不能开，咽喉不利，舌燥口渴，舌红，苔白而黄，脉浮数有力。

【方义解读】方中重用黄连、黄芩清热泻火解毒，祛上焦头面热毒，为君药。升麻、柴胡疏散风热，并引药达上，使壅于头面的风热疫毒之邪得以散泄，寓有“火郁发之”之意，共为臣药。黄芩、黄连得升麻、柴胡之引，直达病所，清泄头面热毒；升麻、柴胡得黄芩、黄连之苦降，可防其升散太过，一升一降，相互制约，清泄疫毒无凉遏，升散邪热不助焰。鼠粘子（即牛蒡子）、连翘、僵蚕辛凉疏散头面风热，兼清热解毒，助君臣清头面之热；玄参、马勃、板蓝根清热解毒利咽；甘草、桔梗清利咽喉，且桔梗载药上行以助升、柴之力；玄参滋阴，又可防苦燥升散之品伤阴；陈皮理气疏壅，以利散邪消肿；人参补气，扶正以祛邪，共为佐药。甘草调和药性，兼用为使。诸药配伍，共收清热解毒、疏风散邪之功。

【医家论述】《东垣试效方·杂方门》载李杲"时毒治验"一则：泰和二年（1202）四月，民多疫疠，初觉憎寒壮热，体重，次传头面肿盛，目不能开，上喘，咽喉不利，舌干口燥，俗云大头天行。亲戚不相访问，如染之，多不救。时有"张县承侄亦得此病"，其他医生以承气汤、板蓝根等治疗，"终莫能愈，渐至危笃"，后请李杲诊治，李杲认为："此邪热客于心肺之间，上攻头面而为肿盛，以承气汤下之，泻胃中之实热，是诛罚无过。"李杲为之处方用黄芩、黄连、橘红、玄参、生甘草、连翘、鼠粘子、薄荷叶、板蓝根、马勃、白僵蚕、升麻、柴胡、桔梗，为细末，半用汤调，时时服之；半用蜜丸，噙化之。"服尽良愈"。后"凡他所有病，皆书方以贴之，全活甚众，时人皆曰，此方天人所制，遂刊于石，以传永久。普济消毒饮子。"

普济消毒饮为李杲早年所制名方，那时李杲的脾胃学说还未正式形成，但李氏重视脾胃元气和擅用升阳散火的特色，在本案中已见端倪。此类炎症明显的疫病，黄芩、黄连、板蓝根、玄参、连翘等清热解毒之品，一般医生都会采用，但李杲的特色在于，其在苦寒泻火药中加入升麻、柴胡、桔梗、陈皮等药，泻火与升阳相结合，并用人参一味以照顾元气。全方组合精妙，但可见冰天雪地中一点清阳，缭绕上升，气意生动，真可谓画龙点睛之笔。此方在治疗疫病方面的卓越疗效，也证明了李杲学术思想在防治疫病方面的价值。

荔翁尊堂，年届六旬，初发寒热，疏散不解，越日头颅红肿，渐及面目颐颊，舌焦口渴，发热脉数。予视之曰："此大头时疫证也，东垣普济消毒饮最妙。"翁云："家慈向患肠风，体质素弱，苦寒之剂，恐难胜耳。"予曰："有病当之不害。若恐药峻，方内不用黄连亦可。"市药煎熟，仅饮一杯，旋复吐出，病人自觉喉冷，吸气如冰，以袖掩口始快。众见其拒药喉冷，疑药有误，促予复诊，商欲更方。细审脉证，复告翁曰："此正丹溪所谓病人自觉冷者，非真冷也，因热郁于内，而外反见寒象耳。其饮药旋吐者，此诸逆冲上，皆属于火也。如盈炉之炭，有热无焰，试以杯水沃之，自必烟焰上腾。前治不谬，毋庸迟疑。"今将前药饮毕，喉冷渐除，随服复煎，干渴更甚，头肿舌焦如前。荔翁着急，无所适从。予曰："无他，病重药轻耳。再加黄连，多服自效。"如言服至匝旬，热退肿消，诸恙尽释（《杏轩医案》）。

2. 清咽栀豉汤

【原方出处】清代夏春农《疫喉浅论》。

【药物组成】生山栀、香豆豉、香银花、苏薄荷、牛蒡子、粉甘草、乌犀角、白僵蚕、连翘壳、苦桔梗、马勃、蝉衣、芦根各一两，灯心二十个，竹叶一钱。

【制法用法】水两盅，煎八分服。

【功效主治】透表泄热，清咽解毒。邪毒外袭肌表，内侵肺胃。初起憎寒发热，继则壮热烦渴，咽喉红肿疼痛，甚或溃烂，肌肤丹痧隐约。

【方义解读】本方药物多为苦寒清透之品，寒可清解、苦可泄热。用香豆豉、苏薄荷、牛蒡子、蝉衣辛凉透表以疏散热毒，用生山栀、金银花、连翘清热解毒以疏散风热，用白僵蚕、马勃、苦桔梗、粉甘草清热开结以利咽消肿，用水牛角合辛凉之品以凉营透热，用灯心草、竹叶等清心降火以导热下行，并用芦根清热生津以顾护阴液。全方以利咽解毒为中心，兼凉营并疏散表邪，使肺经风热透、胃经热毒清、阴经津液存，诸症得平。

【医家论述】《疫喉浅论》云："清咽栀豉汤治邪在气分，舌干口渴，后直发上焦，清热化邪立法。方用犀角者以其有谵烦，恐邪入营也，故用以护营则神清，彻烦勿用者以引邪入心包也。"

3. 清咽养荣汤

【原方出处】清代夏春农《疫喉浅论》。

【药物组成】西洋参、大生地、抱木茯神、大麦冬、大白芍、嘉定花粉、天门冬、拣玄参、肥知母、炙甘草。

【制法用法】水四盅，煎六分，兑蔗浆一盅，温服。余毒仍盛者加乌犀角。

【功效主治】凉血热，滋阴液，清肺胃。疫喉痧透，舌绛无津，脉数少寐，筋惕肉瞤。

【方义解读】热入营阴，耗气伤阴，以西洋参清养肺胃、补气益阴而不助热，为君药。大麦冬、拣玄参、大白芍、肥知母、天门冬、嘉定花粉清营凉血，养阴增液，均为臣药。且大生地、大麦冬、拣玄参、大白芍均用大者，说明此时营阴耗损之证已较为严重；大麦冬可助西洋参养阴润肺，益胃生津，还可清心除烦；肥知母可助西洋参清胃泻火，滋阴润燥；热扰肝木，大白芍可柔肝平木。热扰心神，用抱木茯神安神宁心，亦为臣药。炙甘草为使药，调和诸药。全方共奏清热凉血养阴、除烦安神舒筋之功。

【医家论述】《疫喉浅论》云："疫喉痧治法全重乎清也，而始终法程不离乎清透、清化、清凉攻下、清热育阴之旨也。"

主要参考书目

[1] 秦越人 . 难经 [M]. 北京：科学技术文献出版社，1996.
[2] 孙思邈 . 备急千金要方 [M]. 北京：人民卫生出版社，1955.
[3] 王焘 . 外台秘要 [M]. 北京：人民卫生出版社，1955.
[4] 王清任 . 医林改错 [M]. 上海：上海卫生出版社，1956.
[5] 王履 . 医经溯洄集 [M]. 北京：人民卫生出版社，1956.
[6] 刘完素 . 素问病机气宜保命集 [M]. 北京：人民卫生出版社，1959.
[7] 周扬俊 . 温热暑疫全书 [M]. 上海：上海科学技术出版社，1959.
[8] 雷丰 . 时病论 [M]. 北京：人民卫生出版社，1972.
[9] 朱震亨 . 金匮钩玄 [M]. 北京：人民卫生出版社，1980.
[10] 李杲 . 东垣试效方 [M]. 上海：上海科学技术出版社，1984.
[11] 余霖 . 疫疹一得 [M]. 南京：江苏科学技术出版社，1985.
[12] 杨璇 . 伤寒瘟疫条辨 [M]. 北京：人民卫生出版社，1986.
[13] 刘奎 . 松峰说疫 [M]. 北京：人民卫生出版社，1987.
[14] 林之翰 . 温疫萃言 [M]. 上海：上海科学技术出版社，1989.
[15] 吴有性 . 温疫论 [M]. 上海：上海古籍出版社，1991.
[16] 姜振寰 . 自然科学学科辞典 [M]. 北京：中国经济出版社，1991.
[17] 郭雍 . 伤寒补亡论 [M]. 北京：中国书店，1992.
[18] 熊立品 . 治疫全书 [M]. 上海：上海科学技术出版社，2000.
[19] 李顺保 . 温病学全书（上册）[M]. 北京：学苑出版社，2002.
[20] 王冰 . 黄帝内经 [M]. 北京：中医古籍出版社，2003.
[21] 庞安时 . 伤寒总病论 [M]. 北京：人民卫生出版社，2007.
[22] 张子和 . 儒门事亲 [M]. 太原：山西科学技术出版社，2009.
[23] 张锡纯 . 医学衷中参西录 [M]. 太原：山西科学技术出版社，2009.

[24] 戴天章 . 广瘟疫论 [M]. 北京：中国中医药出版社，2009.
[25] 何廉臣 . 全国名医验案类编 [M]. 太原：山西科学技术出版社，2011.
[26] 裘庆元 . 珍本医书集成 [M]. 北京：中国中医药出版社，2012.
[27] 巢元方 . 诸病源候论 [M]. 太原：山西科学技术出版社，2015.
[28] 张仲景 . 白云阁藏本伤寒杂病论 [M]. 北京：中医古籍出版社，2017.
[29] 王士雄 . 温热经纬 [M]. 北京：中国医药科技出版社，2019.
[30] 葛洪原著，沈澎农点评 . 肘后备急方点评 [M]. 北京：中国医药科技出版社，2021.